U0384711

食管癌
放射治疗临床规范

Clinical Specification for Radiotherapy of
Esophageal Cancer

主编　高献书

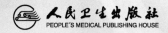

人民卫生出版社
PEOPLE'S MEDICAL PUBLISHING HOUSE

图书在版编目（CIP）数据

食管癌放射治疗临床规范/高献书主编.—北京：人民卫生出版社,2018

ISBN 978-7-117-26990-2

Ⅰ.①食…　Ⅱ.①高…　Ⅲ.①食管癌-放射治疗学　Ⅳ.①R735.1

中国版本图书馆 CIP 数据核字（2018）第 131871 号

人卫智网	www.ipmph.com	医学教育、学术、考试、健康，购书智慧智能综合服务平台
人卫官网	www.pmph.com	人卫官方资讯发布平台

食管癌放射治疗临床规范

主　　编：高献书

出版发行：人民卫生出版社（中继线 010-59780011）

地　　址：北京市朝阳区潘家园南里 19 号

邮　　编：100021

E - mail：pmph @ pmph.com

购书热线：010-59787592　010-59787584　010-65264830

印　　刷：北京顶佳世纪印刷有限公司

经　　销：新华书店

开　　本：787×1092　1/16　印张：6

字　　数：139 千字

版　　次：2018 年 7 月第 1 版　2018 年 7 月第 1 版第 1 次印刷

标准书号：ISBN 978-7-117-26990-2

定　　价：68.00 元

打击盗版举报电话：010-59787491　E-mail：WQ @ pmph.com

（凡属印装质量问题请与本社市场营销中心联系退换）

编者名单

主　编　高献书

副主编　王俊杰　孙新臣　刘孟忠　李宝生

编委会成员（按姓氏笔画排序）

马　林　马茗微　王庆国　王明明　王宗烨
王俊杰　王济东　王继英　王维虎　王绿化
王雅棣　王颖杰　亓　昕　毛　凯　申　戈
包永星　曲宝林　朱广迎　乔学英　刘天星
刘孟忠　刘原照　刘朝兴　孙新臣　严森祥
杨永锋　杨俊泉　杨瑞杰　李月敏　李　玉
李宝生　李洪振　李晓颖　李晔雄　李高峰
肖泽芬　吴世凯　吴式琇　吴　昊　邱　杰
邱晓光　邹　越　张　天　张伟京　张　旭
张红志　张建春　张　敏　张福泉　陈亚林
范　立　易俊林　金　晶　周　伟　周志国
周宗玫　周爱军　鱼红亮　房　彤　赵　宏
赵　波　胡　克　侯　炜　侯栋梁　秦尚彬
夏廷毅　徐永祥　徐建堃　徐　博　高　鸿
高献书　郭　海　康静波　葛　红　程玉峰
傅　深　谢　木　靳燕蓉　虞　浩　蔺　强
廖安燕　熊　伟　戴建荣

学术秘书　马茗微　谢　木

序

食管癌是我国常见的消化道恶性肿瘤之一，其发病率和死亡率较高。放射治疗是食管癌的主要治疗手段之一，随着放疗设备的技术升级和临床治疗经验的不断积累，食管癌的放射治疗指导原则也在经历着变化。

中国研究型医院学会放射肿瘤学专业委员会主任委员、北京大学医学部放射肿瘤学系副主任高献书教授多年来一直从事放射治疗学的基础研究、临床治疗以及教学工作，在食管癌放射治疗方面具有丰富的经验。由高献书教授领导、组织专家及中青年骨干医师编写的《食管癌放射治疗临床规范》，作为北京大学医学部放射肿瘤学系临床规范系列，是一本全面、系统介绍食管癌发病、诊断及放射治疗规范以及最新研究进展的学术专著。本书具有以下两个特点：

1. 临床指导意义强。参与本书编写的均为长期从事食管癌放射治疗的临床医师和研究人员，他们都具有丰富的临床治疗经验。同时，本书也参考并引用了国内外最新的食管癌治疗指南的成果，力求在遵循最新的循证医学证据的前提下，制定出符合我国具体医疗环境和人群发病特点的食管癌放射治疗规范。

2. 学术研究价值高。本书在总结已有研究成果的基础上，结合本科室取得的重大研究成果，系统介绍了食管癌放射治疗的最新研究进展。系统地介绍国内外的最新研究动态，如食管癌最新分期，食管癌综合治疗模式，靶向治疗等。

希望本书的出版，能够对我国从事食管癌放射治疗的医师提高临床实践和学术研究水平起到积极地推动作用，进而造福广大的食管癌患者。

北京大学医学部放射肿瘤学系主任
北京大学第三医院放射治疗科主任 **王俊杰**

2018 年 5 月

前　言

　　食管癌病理类型主要包括鳞癌与腺癌，鳞癌是亚洲国家尤其是中国、韩国、日本的主要病理类型，发病率明显高于欧洲等西方国家。世界范围内，有一半以上的食管癌患者分布在中国。根据最新中国肿瘤登记年报，食管癌在中国恶性肿瘤发病率中占第5位，死亡率占第4位。

　　放化疗在食管癌的综合治疗中已经占有举足轻重的地位，目前食管癌治疗策略总结如下：

　　1. 早期T1N0M0食管癌，内镜治疗及食管癌根治术是其标准治疗手段，同步放化疗是否可替代单纯手术的地位，尚需前瞻性的大规模随机对照研究。

　　2. 局部进展期食管癌，同步放化疗的长期生存不劣于手术，且提高了患者的生活质量。术前放化疗显示了在生存率和局控率上的优势，放化疗后若可达CR，可考虑行根治性放化疗，对于病变持续或复发的患者可在有经验的医疗机构选择行挽救性手术，但要充分考虑放化疗后手术对术后并发症和死亡率的影响。

　　3. 选择何种影像手段准确判断放化疗后肿瘤有无残存，探寻食管癌有无残存肿瘤的生物学标志分子，以及如何选择合适的病人及合适的治疗模式可能成为食管癌研究的未来方向。

　　本书结合国际国内各项食管癌研究成果，以及本人的研究及治疗经验，集中讨论了食管鳞癌的流行病学、诊断、分期及治疗、随访等内容。希望此书能成为食管癌放射治疗的一个较为精辟、实用的指导性专著。

　　最后，我很荣幸主编本书并且有机会介绍本书，希望本书可以协助北京乃至其他地区的食管癌诊治。

北京大学医学部放射肿瘤学系副主任　　**高献书**

北京大学第一医院放射治疗科主任

2018 年 5 月

目　录

第 1 章

食管癌流行病学

要点

- 食管癌的发病率和病死率有明显的地域分布差异，主要集中于东亚地区。
- 病理类型上地域分布差异也较明显，中国主要为鳞癌，欧美地区则为腺癌。

要点详解

在全世界范围内，食管癌是第 8 大常见肿瘤[1]。流行病学方面体现出以下特点：

1. 世界各国食管癌发病率差异巨大

尤其是发展中国家发病率较高，高发病率国家与低发病率国家相差约 60 倍[2,3]。亚洲食管癌患者数占全球的 75%[4]。根据 2012 年世界卫生组织（WHO）数据[5]，目前东亚地区食管癌病死率最高。中国食管癌发病率居世界之首，据估算，全世界约 53.8% 的食管癌患者在中国，发病率为 22/10 万（排国内恶性肿瘤发病率第 5 位），而在高发地区，如河北磁县可达 199/10 万[6]。病死率为 17/10 万（排国内恶性肿瘤病死率第 4 位）[4,7]，说明目前食管癌的预后不佳。另外，亚洲、法国北部及南部以及东部非洲国家都是食管癌发病率较高的地区[8]。而同期美国发病率为 4.4/10 万（第 18 位），病死率为 4.3/10 万[9]。

2. 各国病例间主要病理类型不同

食管癌的常见病理类型有鳞状细胞癌和腺癌两种[8]，另外还有小细胞未分化癌、癌肉瘤等少见类型。东亚地区食管鳞癌发病率达到腺癌的 10 倍以上[3]。在我国，97% 的食管癌为鳞状细胞癌。北美和西欧国家病例以腺癌为主，且鳞癌所占比例逐渐降低（不足30%）。有证据显示，食管鳞癌手术生存较腺癌差[10,11]。主要病理类型的不同以及治疗反应的不同，决定了我们中国食管癌的治疗策略应该有别于西方国家。

3. 男性多于女性

以中国为例，病死率方面，男性31.66/10万，女性15.93/10万[12]。在各个国家，这种性别分布情况类似。

4. 致病因素

包括以下几个方面：
（1）化学病因：亚硝胺。
（2）生物性病因：真菌。
（3）缺乏某些微量元素：钼、铁、锌、氟、硒等。
（4）缺乏维生素：维生素A、B_2、C。
（5）烟、酒、热食热饮、口腔不洁等因素。
（6）食管癌遗传易感因素。

烟酒是已知的食管鳞状细胞癌的重要致病因素[13-15]，其中容易发生饮酒潮红反应的人群致癌率更高[16,17]，腺癌的发病与香烟似乎没有相关性[4,15]。肥胖和超重是食管腺癌发生的风险因素[14,18,19]，而食管鳞癌却与此无关[20,21]。近期研究发现，较短的晚餐-睡眠时间、缺乏晚餐后散步是食管鳞癌相关的不良生活方式[22]，其与食管腺癌的关系尚不明确。

参 考 文 献

［1］Kamangar F, Dores GM, Anderson WF. Patterns of cancer incidence, mortality, and prevalence across five continents: defining priorities to reduce cancer disparities in different geographic regions of the world. Journal of clinical oncology, 2006, 24 (14): 2137-2150.

［2］Corley DA, Buffler PA. Oesophageal and gastric cardia adenocarcinomas: analysis of regional variation using the Cancer Incidence in Five Continents database. International Journal of Epidemiology, 2001, 30 (6): 1415-1425.

［3］Hongo M, Nagasaki Y, Shoji T. Epidemiology of esophageal cancer: orient to occident. Effects of chronology, geography and ethnicity. Journal of Gastroenterology and Hepatology, 2009, 24 (5): 729-735.

［4］Parkin DM, Laara E, Muir CS. Estimates of the worldwide frequency of sixteen major cancers in 1980. International Journal of Cancer Journal International du Cancer, 1988, 41 (2): 184-197.

［5］International Agency for Research on Cancer, Oesophageal Cancer: Estimated Incidence, Mortality and Prevalence Worldwide in 2012 [Internet]. Lyon (FRA): International Agency for Research on Cancer; c2014 [cited 2014 Dec 1]. Available from: http://globocan.iarc.fr/Pages/fact_sheets_cancer.aspx.

［6］Blot WJ. Esophageal cancer trends and risk factors. Seminars in Oncology, 1994, 21 (4): 403-410.

［7］郝捷，陈万青. 2012中国肿瘤登记年报. 北京：军事医学科学出版社，2012.

［8］ Pickens A, Orringer MB. Geographical distribution and racial disparity in esophageal cancer. The Annals of thoracic surgery, 2003, 76（4）: S1367-1369.

［9］ Siegel R, Ma J, Zou Z, et al. Cancer statistics, 2014. CA: A Cancer Journal for Clinicians, 2014, 64 （1）: 9-29.

［10］ Siewert JR, Ott K. Are squamous and adenocarcinomas of the esophagus the same disease? Seminars in radiation oncology, 2007, 17（1）: 38-44.

［11］ Siewert JR, Stein HJ, Feith M, et al. Histologic tumor type is an independent prognostic parameter in esophageal cancer: lessons from more than 1, 000 consecutive resections at a single center in the Western world. Annals of surgery, 2001, 234（3）: 360-367; discussion 8-9.

［12］ Brown LM, Devesa SS, Chow WH. Incidence of adenocarcinoma of the esophagus among white Americans by sex, stage, and age. Journal of the National Cancer Institute, 2008, 100（16）: 1184-1187.

［13］ Freedman ND, Abnet CC, Leitzmann MF, et al. A prospective study of tobacco, alcohol, and the risk of esophageal and gastric cancer subtypes. American journal of epidemiology, 2007, 165（12）: 1424-1433.

［14］ Engel LS, Chow WH, Vaughan TL, et al. Population attributable risks of esophageal and gastric cancers. Journal of the National Cancer Institute, 2003, 95（18）: 1404-1413.

［15］ Lagergren J, Bergstrom R, Lindgren A, et al. The role of tobacco, snuff and alcohol use in the aetiology of cancer of the oesophagus and gastric cardia. International Journal of Cancer Journal International du Cancer, 2000, 85（3）: 340-346.

［16］ Song Q, Hu P, Wang J, et al. Association between gastric cardia adenocarcinoma risk and alcohol flushing response, but not alcohol consumption. Medical oncology, 2014, 31（3）: 858.

［17］ Brooks PJ, Enoch MA, Goldman D, et al. The alcohol flushing response: an unrecognized risk factor for esophageal cancer from alcohol consumption. PLoS medicine, 2009, 6（3）: e50.

［18］ Chow WH, Blot WJ, Vaughan TL, et al. Body mass index and risk of adenocarcinomas of the esophagus and gastric cardia. Journal of the National Cancer Institute, 1998, 90（2）: 150-155.

［19］ Vaughan TL, Davis S, Kristal A, et al. Obesity, alcohol, and tobacco as risk factors for cancers of the esophagus and gastric cardia: adenocarcinoma versus squamous cell carcinoma. Cancer epidemiology, biomarkers & prevention: a publication of the American Association for Cancer Research, cosponsored by the American Society of Preventive Oncology, 1995, 4（2）: 85-92.

［20］ Lagergren J, Bergstrom R, Nyren O. Association between body mass and adenocarcinoma of the esophagus and gastric cardia. Annals of internal medicine, 1999, 130（11）: 883-890.

［21］ Brown LM, Swanson CA, Gridley G, et al. Adenocarcinoma of the esophagus: role of obesity and diet. Journal of the National Cancer Institute, 1995, 87（2）: 104-109.

［22］ Song Q, Liu H, Wang J, et al. Dinner-to-bed time and post-dinner walk: new potential independent factors in esophageal cancer development. Journal of Cancer Research and Clinical Oncology, 2014, 140 （5）: 817-821.

第2章

食管癌应用解剖

> **要点**
>
> - 食管上接咽，起于环状软骨，通过胸部、膈肌及腹部，在第11胸椎平面与胃的贲门相连接。成人的食管全长25~30cm。
> - 食管癌的病变分段标准有两个：①UICC，1997；②AJCC/UICC 2010第七版。后者所采用的解剖学标志，如奇静脉和下肺静脉在平片上不能显影，因此仅适用于手术患者的分段，建议放疗科收治的未手术患者应用传统的UICC 1997分段标准。

要点详解

1. 食管及周围解剖概述

食管上接咽起于环状软骨，相当于第6颈椎下缘水平，通过胸部、膈肌及腹部，在第11胸椎平面与胃的贲门相连接。成人的食管全长25~30cm。颈段食管位于气管后方，两侧与喉返神经和颈动脉鞘相邻。胸段食管在气管后方下行至气管分叉水平，再于左心房后方下行，两侧伴有上行的胸段奇静脉。

2. 食管的3个生理狭窄

食管正常有3个生理性狭窄：①食管入口处；②主动脉弓处；③膈肌入口处，即食管裂孔处。

3. 食管壁的分层

食管壁从腔内向外分为4层：黏膜层、黏膜下层、固有肌层和浆膜层。黏膜层由未角化的复层扁平上皮、固有层、黏膜肌层组成；黏膜下层为含血管、神经纤维、淋巴管和黏膜下腺体的疏松结缔组织；固有肌层由内环肌层和外纵肌层组成；浆膜层仅存在于胸段食管的一小段和腹段，其他段缺如（因此食管癌易外侵至周围器官组织）（图 2-1、图 2-2）。

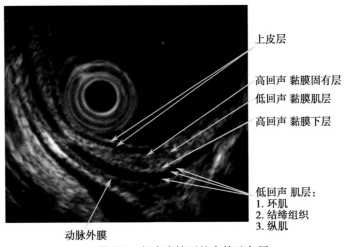

上皮层

高回声 黏膜固有层

低回声 黏膜肌层

高回声 黏膜下层

低回声 肌层：
1. 环肌
2. 结缔组织
3. 纵肌

动脉外膜

◆ 图 2-1 超声内镜下的食管壁各层

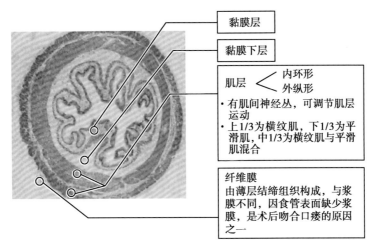

黏膜层

黏膜下层

肌层　内环形
　　　外纵形
· 有肌间神经丛，可调节肌层运动
· 上 1/3 为横纹肌，下 1/3 为平滑肌，中 1/3 为横纹肌与平滑肌混合

纤维膜
由薄层结缔组织构成，与浆膜不同，因食管表面缺少浆膜，是术后吻合口瘘的原因之一

◆ 图 2-2 食管壁结构图示

4. 食管的血供

颈段食管的血供来源于甲状腺下动脉的分支。胸段食管则由支气管动脉的分支、肋间动脉及主动脉供应。上 2/3 食管静脉回流至甲状腺下静脉和奇静脉系统，最终进入上腔静脉；下段通过奇静脉和胃左分支引流入全身脉管，通过胃短静脉入脾静脉。腔静脉与门静脉系统通过黏膜下层的静脉相交通。

5. 淋巴引流

（1）食管壁内淋巴引流：黏膜固有层和黏膜下层的淋巴系统相互交织成网状结构，与固有肌层及浆膜层淋巴相交通。黏膜内的癌细胞可以沿着黏膜层或黏膜下层的淋巴管在管壁内播散，可呈跳跃式，表现为食管壁内的多灶性起源；也可以通过淋巴管直接穿过肌层及外膜到达食管旁淋巴结，而后沿着食管壁引流到食管周围或远端、对侧的淋巴结，导致早期食管癌发生转移。

（2）食管纵向淋巴引流：食管的毛细淋巴管主要沿食管长轴走行，汇合成上、中、下淋巴干，然后引流至紧邻食管的食管旁淋巴结。气管分叉以上区域引流至颈部和上部的气管淋巴结组；气管分叉以下区域引流至胃左动脉、腹腔干、肝总动脉和脾动脉淋巴结；气管分叉水平的双向引流。食管三个淋巴引流区域相互交通，导致淋巴结转移模式的多变性，食管双向的淋巴引流可以导致下段的恶性病变播散到上段食管。

（3）食管特殊淋巴引流：由于食管具有丰富的淋巴网和淋巴丛，使得其中一部分集合淋巴管不经过区域淋巴结而直接注入胸导管，而后肿瘤细胞经胸导管进入血液循环，从而引起血行转移。

6. 食管的分段

食管癌的生物学行为与其所在的食管分段部位有关，不同分段的食管癌的局部侵犯、淋巴结转移的特点不同。为了便于食管恶性疾病的分类、分期及报道，人们制定了相应的食管癌分段标准，其中应用比较广泛的是 UICC 1997 分段标准（图 2-3）及 AJCC/UICC 2010 年第 7 版（图 2-4）。

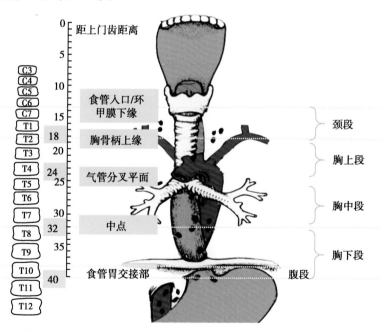

◆ **图 2-3 食管癌的病变部位分段标准（UICC 1997）**
颈段：自食管入口至胸骨柄上沿的胸廓入口处；
胸上段：自胸廓上口至气管分叉平面；
胸中段：自气管分叉平面至贲门口全长的上 1/2；
胸下段：自气管分叉平面至贲门口全长的下 1/2
胸段病变以病变中点归段，如上下段长度相等，则归上面一段

比较图 2-3 与图 2-4、图 2-5 可以看出，分段界限不同。第 7 版及第 8 版 TNM 分期标准所采用的解剖学标志，如奇静脉和下肺静脉在平片上不能显影，不适用于未手术的患者，但对接受手术的患者，分段更细。UICC 1997 分段标准各分界界限在平片上可显影，也可适用于未手术患者。建议放疗科收治的未手术患者应用传统的 UICC 1997 分段标准。

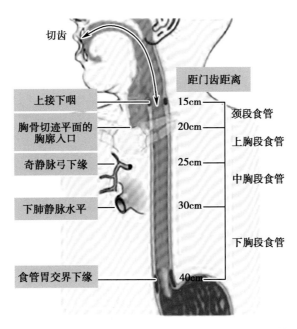

◆ **图 2-4 食管癌的病变部位分段标准（AJCC UICC 2010 年第 7 版）**
颈段：上接下咽，向下至胸骨切迹平面的胸廓入口，距门齿 15~20cm；
胸上段：上自胸廓入口，下至奇静脉弓下缘水平，距门齿 20~25cm；
胸中段：上自奇静脉弓下缘，下至下肺静脉水平，距门齿 25~30cm；
胸下段食管及食管胃交界：上自下肺静脉水平，向下终于胃，由于这是食管的末节，故包括食管胃交界，其该段食管穿越膈肌，在腹腔走行距离长短不一，在某些情况如食管裂孔疝时，腹段食管可消失，故腹段食管包括在胸下段食管中

食管-胃交界部（ECJ）以上 5cm 的食管远端与 EGJ 以下 5cm 的胃近端是一个充满争议的部位。AJCC/UICC 2010 年第 7 版 TNM 分期协调统一了食管癌 TNM 分期与胃癌 TNM 分期内容，作出明确规定：凡肿瘤中心位于①食管下段；②EGJ；③胃近端 5cm，但已侵犯食管下段或 EGJ 者，均按食管腺癌 TNM 分期；④胃近端 5cm 内发生的腺癌未侵犯 EGJ 者可称为贲门癌，连同胃其他部位发生的肿瘤，皆按胃癌的 TNM 标准分期。与第 7 版不同的是，第 8 版分期规定：食管-胃交界部（ECJ）癌肿瘤中心位于自贲门向远端（脚侧）≤2cm 范围内者，按照食管癌分期。超过此范围者，即使 ECJ 受累，也应按照胃癌分期（图 2-5）。

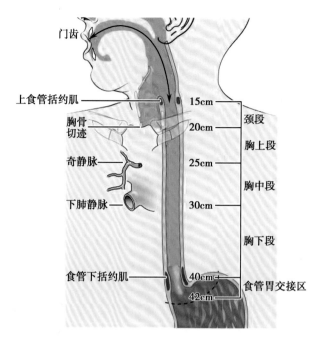

◆ **图** 2-5 食管癌的病变部位分段标准（AJCC 第 8 版）

第3章

食管癌的扩散与转移

要点

- 食管癌的扩散及转移途径主要为直接浸润、淋巴结转移和血行转移。
- 食管癌淋巴结转移率高，且转移并无明确的规律，常发生跳跃转移。

要点详解

1. 直接浸润

由于食管没有浆膜层，外膜只是一层疏松的结缔组织，随病情进展，肿瘤侵入外膜时会直接累及邻近组织器官，如侵犯喉、气管、支气管、主动脉、心包、喉返神经等。最常见的部位为气管和支气管，其次为主动脉和心包。尸检报道肿瘤直接侵犯到邻近组织器官占 32%~36%[1]。根据原发肿瘤所在部位的不同，则侵犯的邻近器官也不同且发生率也有所差别，如颈段和胸上段食管癌侵犯甲状腺占 6%~12%[2]（注：尸检病例已经为晚期病例，并不能代表临床就诊时患者的侵犯范围的概率）。

2. 淋巴结转移

因食管黏膜层、黏膜下层和外膜内的淋巴毛细管丰富且交汇成网状，故淋巴结转移发生一般较早，对于表浅性食管鳞癌，不同研究中淋巴结转移率在 39%~54%。原位癌或黏膜固有层食管癌淋巴结转移率仅为 1.4%~4%[3-6]。一旦侵犯了黏膜肌层和黏膜下层，淋巴结转移率则显著增高（分别为 5.0%~18.0%、26.5%~53.9%）[3-7]。淋巴结转移常无明确的规律（如常出现跳跃转移）。因食管癌原发部位、分期早晚及手术时淋巴结清扫范围的不同有一定的差异。胸段食管癌三野淋巴结清扫淋巴结转移率与病变部位关系如图 3-1[8]。关于淋巴结引流区，目前常误用肺癌分区（14 区法），实际应使用食管的淋巴结分区。食管区域淋巴结示意图如图 3-2。

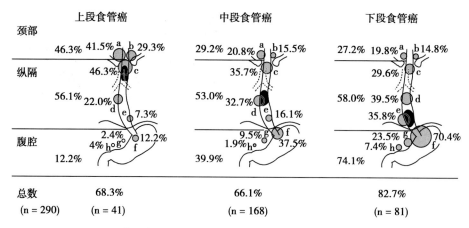

◆ 图 3-1 胸段食管癌三野淋巴结清扫淋巴结转移率与病变部位关系

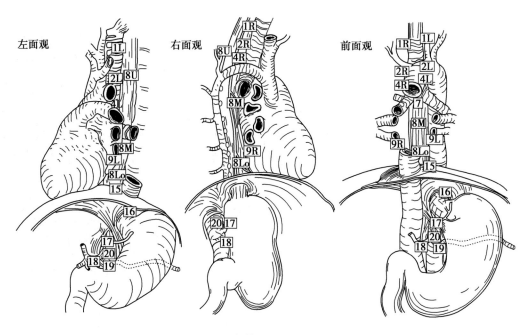

◆ 图 3-2 食管区域淋巴结示意图

颈部

1R：右下颈气管旁淋巴结，锁骨上气管旁至肺尖

1L：左下颈气管旁淋巴结，锁骨上气管旁至肺尖

上纵隔

2R：右上气管旁淋巴结，肺尖至头臂干尾缘与气管交叉的水平

2L：左上气管旁淋巴结，肺尖至主动脉弓上缘

4R：右下气管旁淋巴结，头臂干动脉尾缘与气管交叉的水平至奇静脉弓的上缘

4L：左下气管旁淋巴结，主动脉弓上缘至隆突

下纵隔

7：隆突下淋巴结

8U：胸上段食管旁淋巴结，肺尖至气管分叉

8M：胸中段食管旁淋巴结，气管分叉至下肺静脉的下缘

8Lo：胸下段食管旁淋巴结，下肺静脉下缘至食管胃交界部

9R：下肺韧带淋巴结，右侧下肺韧带内

9L：下肺韧带淋巴结，左侧下肺韧带内

15：膈肌淋巴结，膈肌顶部，与膈肌脚邻近或位于膈肌脚后方

腹腔

16：贲门旁淋巴结，紧邻食管胃交界部

17：胃左淋巴结，沿胃左动脉走行

18：肝总淋巴结，肝总动脉近端淋巴结

19：脾淋巴结，脾动脉近端淋巴结

20：腹腔干淋巴结，位于腹腔动脉干根部

Ⅵ区及Ⅶ区

颈部食管周围Ⅵ区及Ⅶ区淋巴结根据头颈部淋巴结分区命名

3. 血行转移

食管癌远处转移临床上发现比例较低，多发生于晚期病例，但随着各项检查设备的更新、检查技术的提高和患者定期的复查，远处转移的阳性率也随之提高。尸检发现内脏转移率为39%~57%。最常见的部位为肝（23%~57%）、肺（18%~52%）[9,10]。转移部位依次为肝、肺、骨、肾、肾上腺、胸膜等。

参 考 文 献

[1] Mandard AM, Chasle J, Marnay J, et al. Autopsy findings in 111 cases of esophageal cancer. Cancer, 1981, 48: 329-335.

[2] Mantravadi RV, Lad T, Briele H, et al. Carcinoma of the esophagus: sites of failure. Int J Radiat Oncol Biol Phys, 1982, 8: 1897-1901.

[3] The Paris endoscopic classification of superficial neoplastic lesions: esophagus, stomach, and colon: November 30 to December 1, 2002. Gastrointest Endosc, 2003, 58: S3-43.

[4] Kodama M, Kakegawa T. Treatment of superficial cancer of the esophagus: a summary of responses to a questionnaire on superficial cancer of the esophagus in Japan. Surgery, 1998, 123: 432-439.

[5] Eguchi T, Nakanishi Y, Shimoda T, et al. Histopathological criteria for additional treatment after endoscopic mucosal resection for esophageal cancer: analysis of 464 surgically resected cases. Mod Pathol, 2006, 19: 475-480.

[6] Tajima Y, Nakanishi Y, Ochiai A, et al. Histopathologic findings predicting lymph node metastasis and prognosis of patients with superficial esophageal carcinoma: analysis of 240 surgically resected tumors.

Cancer, 2000, 88: 1285-1293.

[7] Kato H, Tachimori Y, Watanabe H, et al. Lymph node metastasis in thoracic esophageal carcinoma. J Surg Oncol, 1991, 48: 106-111.

[8] Akiyama H, Tsurumaru M, Udagawa H, et al. Radical lymph node dissection for cancer of the thoracic esophagus. Ann Surg, 1994, 220: 364-372; discussion372-363.

[9] Anderson LL, Lad TE. Autopsy findings in squamous-cell carcinoma of the esophagus. Cancer, 1982, 50: 1587-1590.

[10] Bosch A, Frias Z, Caldwell WL, et al. Autopsy findings in carcinoma of the esophagus. Acta Radiol Oncol Radiat Phys Biol, 1979, 18: 103-112.

第4章

食管癌的诊断

要点

- 确诊食管癌要明确患者的症状、体征、影像检查及组织病理结果。
- 症状：典型症状是进行性吞咽困难。
- 体征：中晚期可出现锁骨上淋巴结肿大、腹部包块、恶病质等体征。
- 影像学检查：包括食管造影、纤维内镜、腔内超声、增强 CT、磁共振、PET-CT 等。
- 组织病理：确诊唯一依据。

要点详解

1. 症状

（1）早期症状：多不明显或不典型。少数患者在吞咽粗硬食物时可有进食梗噎感、胸骨后异物感、胸骨后疼痛或咽下痛，症状往往呈一过性，时轻时重。

（2）中期症状：较典型，出现进行性吞咽困难。可伴有吞咽时胸骨后疼痛和呕吐黏液样物。

（3）晚期症状：吞咽困难进一步加重，甚至滴水不进。可伴有较严重并发症，如食管气管瘘或食管纵隔瘘，表现为胸闷、呼吸困难、呛咳等症状。癌肿侵及小动脉可出现呕血。其他尚包括由食管癌转移引起的压迫症状和消耗引起的恶病质表现。

2. 体征

早期食管癌无明显体征。随着病情进展，部分患者可扪及锁骨上肿大淋巴结，以左侧多见,并常因此去医院就诊。晚期患者可因压迫、转移出现相应体征,如上腔静脉压迫综合征、腹部包块、黄疸、腹水等,并常因恶病质出现极度消瘦。

3. 影像学检查

食管癌的准确诊断、分期需综合分析各种检查手段,如食管造影、纤维内镜、腔内超声(EUS)、计算机断层扫描(CT)、磁共振(MRI)及 PET/CT 等的结果。这些检查手段在食管癌的判断中可起到互补的作用。

(1)食管造影:是食管癌的常规检查方法,可清楚地显示食管癌的上下边界,反映食管黏膜、食管壁光整度以及食管壁蠕动状况等信息(图 4-1)。低张气钡双重造影有利于发现食管癌的早期病变,如黏膜皱襞的细微变化和小的龛影或充盈缺损[1,2]。

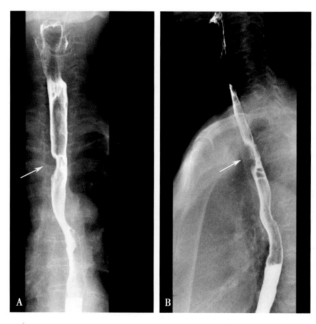

◆ 图 4-1 食管 X 线造影正位(A)和侧位(B)显示食管癌

(2)食管内镜:目前应用已很普遍,属必做项目。可在直视下观察食管黏膜表面的情况(图 4-2),并获取组织进行病理诊断。

近年来,内镜在食管癌的诊治中发展迅速,出现了碘染色、甲苯胺蓝染色、窄光谱成像(narrow band imaging,NBI)、放大内镜、超声内镜(endoscopic ultrasonography,EUS)、自荧光显影技术(AFI)、激光共聚焦内镜、光学相干成像内镜(OCT)等诸多新技术,对食管癌的早期发现起到了巨大作用,可以达到不漏诊癌前病变且能准确识别病灶边界(图 4-3)。

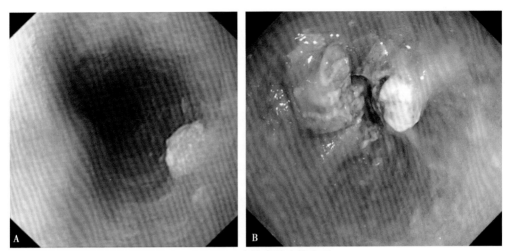

◆ **图 4-2** 食管癌的内镜表现

A. 早期食管癌；B. 进展期食管癌

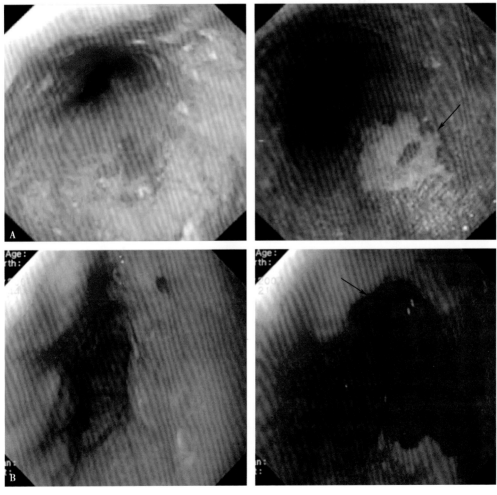

◆ **图 4-3** 常用纤维内镜新技术

A. 白光图像；B. 显色图像

（3）食管腔内超声检查（endoscopic endoscopic ultrasonography，EUS）：EUS 可清晰显示食管壁的各层结构，有利于发现食管癌的各期病变（图 4-4）。对食管癌 T 分期的准确率优于 CT，对 N 分期的准确率、敏感性及特异性均较高[3-5]。EUS 联合细针抽吸活检（FNA）可提高 N 分期的准确性[6]。

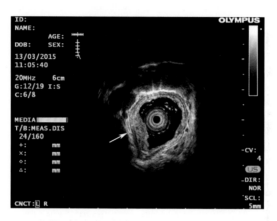

◆ 图 4-4　食管腔内超声波检查所见（箭头所示为 T1b 期肿瘤）

（4）计算机断层扫描（CT）：是诊断食管癌的基本手段，增强 CT 能比较准确地显示食管癌外侵以及与周边组织器官的关系，纵隔和锁骨上淋巴结转移状况[7-9]，但很难确定肿瘤的上下边界（图 4-5）。

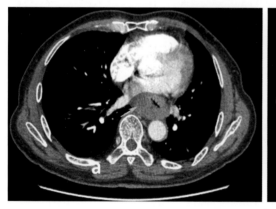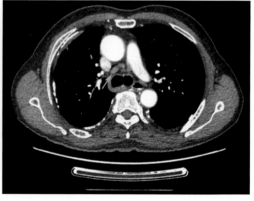

◆ 图 4-5　增强 CT 所见食管肿瘤及肿大淋巴结

（5）核磁共振（MRI）：过去 MRI 在胸部的应用很少，但现在 MRI 在胸部肿瘤诊断中的价值被逐渐重视。MRI 能在横断面、冠状面和矢状面清晰地三维成像，并提供 T1、T2 加权像等多方面诊断信息，显示纵隔淋巴结肿大优于 CT 检查，但是，普通 MRI 在显示食管原位肿瘤的边界方面，其准确性与 CT 差别不大[10-12]。

北京大学第一医院的研究[13]表明，与 CT 及普通 MRI 比较，功能性磁共振弥散加权成像（DWI）有利于区分肿瘤组织和非肿瘤组织，对食管鳞癌范围显示得更准确，与 CT 图像融合更有助于提高食管鳞癌 GTV 勾画的准确性（图 4-6）（与 CT 与 T2WI 相比，

DWI 显示病灶长度与病理长度最接近，相关系数最高）。

另外，磁共振波谱（MRS）能发现肿瘤组织磷脂代谢和能量代谢的异常变化，为食管癌的诊断提供大量的功能影像信息，在区分良恶性肿瘤、食管癌分级、放疗后复发与坏死的鉴别等方面得到了广泛应用。

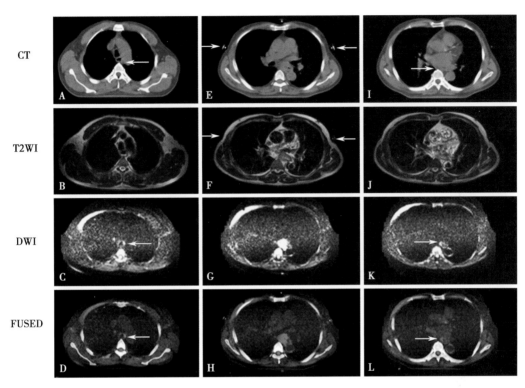

◆ **图 4-6　食管癌的 MRI 图像**

T2 加权成像、弥散加权成像（DWI）及与 CT 图像的融合。与 CT 及 T2WI 相比，DWI 对食管癌的上下界及水平范围显示得更准确，与 CT 图像融合后有助于提高 GTV 勾画的准确性

（6）PET/CT：在探查原发病灶深度方面不及 EUS[14]。但 PET/CT 对食管癌原发病灶和转移灶的定性检出敏感性高达 69%～100%，可提供代谢状态方面的生物学信息，还能提高放射治疗靶区勾画准确性（图 4-7）。有研究结果表明，其还可作为同步放化疗后评价预后的指标[15]。

4. 病理

在我国，90% 以上的食管癌为鳞状细胞癌，少数为腺癌（约占 5%），另外还有小细胞未分化癌、癌肉瘤等少见类型。而北美和许多西欧国家食管癌的发病率较低，病理分布也与我国不同，其中食管腺癌所占比例较大，发病率逐年增加，可能与胃食管反流性疾病（GERD）的增加有关[16-18]。

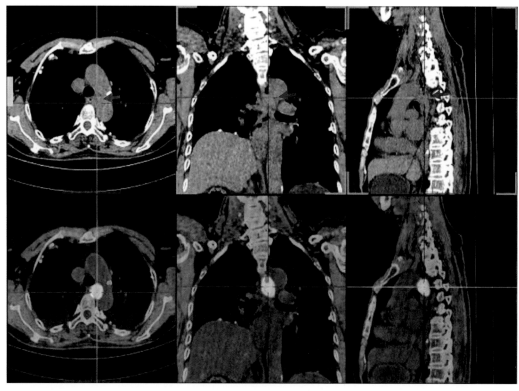

◆ 图 4-7 食管癌的 PET/CT 图像

5. 鉴别诊断

多种疾病可出现吞咽困难、胸骨后疼痛等与食管癌相似的症状，通过患者的临床表现、影像学检查和病理诊断，食管癌可以与之鉴别。这些疾病包括：

（1）食管炎：多有不良吞咽习惯、强酸强碱误食或胃反流史，解除病因或治愈原发疾病后吞咽困难逐渐缓解，纤维内镜结合活组织检查可确诊，巴雷特（Barrett）食管需警惕合并早期食管癌（图 4-8）。

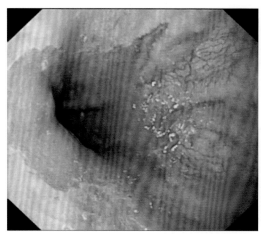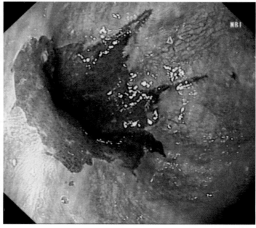

◆ 图 4-8 食管炎的内镜表现

（2）食管静脉曲张：多伴有肝硬化，主要存在于食管下段。患者吞咽困难和胸痛等症状不明显，可有呕血史。食管造影结合病史及内镜检查可与食管癌鉴别（图 4-9）。

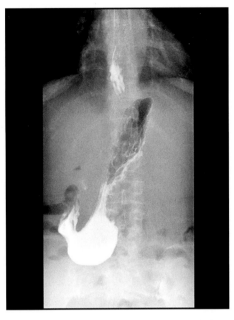

◆ **图 4-9** 食管造影所示下段食管静脉曲张

（3）食管憩室：可有吞咽困难、胸痛、食物反流等症状，严重时出现恶病质。食管造影可发现从食管壁向外突出的憩室样结构，呈漏斗样、圆锥状或帐篷状膨出，边界清楚，黏膜光滑，食管狭窄不明显，周围黏膜无扭曲变形，以此与食管癌鉴别（图 4-10）。

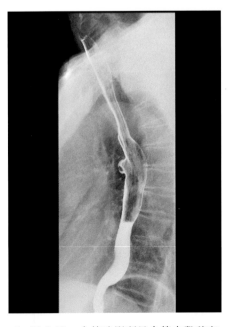

◆ **图 4-10** 食管造影所见食管中段憩室

（4）食管良性溃疡：多有食管损伤或感染史，可有胸骨后疼痛感，纤维内镜可见食管壁溃疡形态较规则，边界清，底部较平整，结合活组织检查可与食管癌鉴别（图 4-11）。

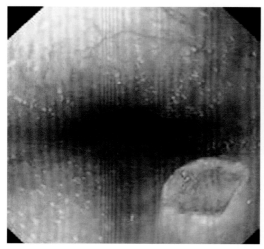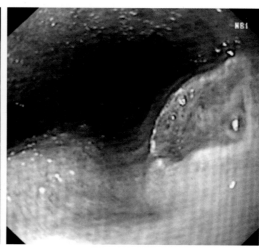

◆ **图 4-11** 食管良性溃疡

（5）食管外病变压迫：患者吞咽困难多不严重，较多见于其他类型的恶性肿瘤纵隔淋巴结转移压迫食管，也可因肥大的心包或后纵隔囊肿等病变压迫所致。食管造影可见食管受压，造影剂呈弧形充盈缺损，纤维内镜可见食管黏膜光滑无占位，CT 等检查可发现食管外的原发病变，由此可与食管癌鉴别。

（6）食管结核：临床上极少见。可为结核杆菌直接侵犯食管黏膜所致，也可为食管周围或纵隔淋巴结结核侵入食管壁所致。患者多有结核病史，可有乏力、低热、午后盗汗等结核中毒症状，结核菌素试验（PPD 试验）呈阳性，CT 等影像学检查多可发现其他部位的结核病灶，内镜检查可见局部食管壁干酪样坏死病灶，活组织检查可见结核杆菌。

6. 小结

食管癌的确诊和正确分期是包括症状、体征、病理以及各种影像检查在内的各种临床信息综合分析的结果。随着各种影像技术的快速发展，为食管癌的诊断提供了更为有效的手段，特别是食管癌的早期诊断，使更多的食管癌患者获得了早期治疗的机会。但是，食管癌的诊断仍然面临着诸多挑战，例如检查过程中出现的假阳性和假阴性、肿瘤范围的准确界定、良恶性肿瘤的影像鉴别等问题，仍需要进一步研究。

参 考 文 献

［1］ Coche E, Sempoux C, Goncette L. Early oesophageal cancer demonstrated by double-contrast barium oesophagography. Jbr-btr, 2001, 84：124.

［2］ Ponette E, Dekeyzer M, Van Steen A, et al. Conventional X-ray examination in esophageal cancer：an opinion. J Belge Radiol, 1991, 74：369-376.

［3］ 胡档，傅剑华，戎铁华，等. 超声内镜和 CT 对食管癌术前分期的诊断价值. 中华胃肠外科杂志，2008，11：150-153.

［4］ Hordijk ML, Zander H, van Blankenstein M, et al. Influence of tumor stenosis on the accuracy of endosonography in preoperative T staging of esophageal cancer. Endoscopy, 1993, 25：171-175.

［5］ Souquet JC, Napoleon B, Pujol B, et al. Endoscopic ultrasonography in the preoperative staging of esophageal cancer. Endoscopy, 1994, 26：764-766.

［6］ Lightdale CJ, Kulkarni KG. Role of endoscopic ultrasonography in the staging and follow-up of esophageal cancer. J Clin Oncol, 2005, 23：4483-4489.

［7］ 程祝忠，阳宁静，席晓秋，等. 64 排螺旋 CT 扫描在食管癌术前分期诊断和制定手术方案中的价值. 中华肿瘤杂志，2011，33：929-932.

［8］ Tio TL, Cohen P, Coene PP, et al. Endosonography and computed tomography of esophageal carcinoma. Preoperative classification compared to the new（1987）TNM system. Gastroenterology, 1989, 96：1478-1486.

［9］ Aubert E, Servois V. Lymph nodes of esophagus cancer：radiological approach. Cancer Radiother, 2014, 18：553-558.

［10］ Meroni E, Spinelli F, Spinelli P. Echo endoscopy（EUS）, computed tomography（CT）and magnetic resonance（MR）in the staging of malignant esophageal tumors. Ann Ital Chir, 1993, 64：583-589.

［11］ 王旭广，陈哲. CT 和 MRI 检查对食管癌术前 TN 分期的价值. 肿瘤，2005，25：281-283.

［12］ Lehr L, Rupp N, Siewert JR. Assessment of resectability of esophageal cancer by computed tomography and magnetic resonance imaging. Surgery, 1988, 103：344-350.

［13］ Hou DL, Shi GF, Gao XS, et al. Improved longitudinal length accuracy of gross tumor volume delineation with diffusion weighted magnetic resonance imaging for esophageal squamous cell carcinoma. Radiat Oncol, 2013, 8：169.

［14］ Lowe VJ, Booya F, Fletcher JG, et al. Comparison of positron emission tomography, computed tomography, and endoscopic ultrasound in the initial staging of patients with esophageal cancer. Mol Imaging Biol, 2005, 7：422-430.

［15］ Krause BJ, Herrmann K, Wieder H, et al. 18F-FDG PET and 18F-FDG PET/CT for assessing response to therapy in esophageal cancer. J Nucl Med, 2009, 50 Suppl 1：89s-96s.

［16］ Arnold M, Soerjomataram I, Ferlay J, et al. Global incidence of oesophageal cancer by histological subtype in 2012. Gut, 2015, 64：381-387.

［17］ Tran T, Spechler SJ, Richardson P, et al. Fundoplication and the risk of esophageal cancer in gastroesophageal reflux disease：a Veterans Affairs cohort study. Am J Gastroenterol, 2005, 100：1002-1008.

［18］ Richter JE. Gastroesophageal reflux disease and esophageal cancer：new respect for an old disease. Curr Gastroenterol Rep, 2000, 2：1-2.

第 5 章

食管癌分期

要点

- 2010 年第 7 版食管癌 UICC/AJCC 国际 TNM 分期（病理分期）将鳞癌和腺癌进行分别分期，并将病理分化程度和病变部位作为分期标准。
- 第 8 版国际 TNM 分期新增临床分期及新辅助治疗后的分期[1]。
- 临床分期为 2010 年我国学者根据影像学评价标准提出并试用，拟不断补充完善。

要点详解

1. 概述

高度准确的分期对于食管癌最佳治疗方案的正确制定、淋巴结清扫的合理范围、治疗效果的提高和评价以及患者预后的评估有着越来越重要的作用，也是学者一直关注的热点问题[2]。由美国癌症联合委员会（AJCC）和国际抗癌联盟（UICC）联合制订的恶性肿瘤 TNM 分期标准将恶性肿瘤按肿瘤大小（T）、区域淋巴结转移（N）和远处转移（M）情况进行分期，是目前国际通用的决定癌症病期、选择治疗方案、判断预后、比较疗效的"金标准"[3]。食管癌 TNM 分期是目前世界上应用最广泛的分期系统，分为病理分期（pTNM 分期）、临床分期（cTNM 分期）、复发或再治疗分期（rTNM 分期）和尸检分期（aTNM 分期）[4]。目前临床上常用分期为临床分期和病理分期。

（1）临床分期（cTNM 分期）的主要作用在于评估治疗前肿瘤综合情况，了解患者所处的病程阶段，据此选择最合理的治疗方案。临床分期主要通过一系列食管钡餐造影、CT、食管 EUS、骨扫描、脑 MRI 及 PET/CT 等检查方法来确定。

（2）病理分期（pTNM 分期）是根据术前获得的临床证据及手术切除标本病理

检查获得的证据进行术后分期，精确度高，目前已成常规，并不断进行完善、更新。其目前为国际通用的决定癌症病期、选择治疗方案、判断预后、比较疗效的"金标准"。

2. 食管癌分期

（1）食管癌 UICC/AJCC 国际 TNM 分期（病理分期）：1987 年，UICC 与 AJCC 制订的恶性肿瘤 TNM 分期系统（第 4 版），经不定期修正更新，是目前世界上最广泛运用的肿瘤分期标准[5]。近期沿用的第 7 版食管癌 UICC/AJCC 国际 TNM 分期为国际食管癌协作项目（World Esophageal Cancer Collaboration，WECC），共有全球 13 个协作单位参与。在制定过程中，该组织邀请了中国河北医科大学第四医院和香港大学的学者参与，纳入了 1/3 的食管鳞癌病例，包括了食管胃交界部癌，将鳞癌和腺癌区别对待，进行了分别的分期。目前刚刚发布的第 8 版分期进一步纳入我国患者资料，华西医院、北京肿瘤医院、上海胸科医院、河北医科大学第四医院以及香港大学玛丽医院为中国参与的写作单位。在原有的病理分期（pTNM）基础上新增辅助治疗后病理分期（ypTNM）及临床分期（cTNM）[1]，分别参考了 Rice 的 3 篇研究[6-8]。

1）食管癌第 8 版 UICC/AJCC TNM 分期（表 5-1、图 5-1）

表 5-1　第 8 版与第 7 版 UICC/AJCC TNM 分期比较

分期	改变
pTNM	
T	T1 细分为 T1a 和 T1b T2 期去除鳞癌的位置分类 T4a 包括直接侵犯腹膜
G	取消 G4 分级，进一步明确 G3 的腺癌或鳞癌的分化级别，如果癌组织仍为未分化，则分类为 G3 鳞癌
L	食管—胃连接处癌中心距胃贲门 2cm 以内的按照食管分期。癌中心距胃贲门>2cm，即使食管受累及，仍按照胃癌分期
Ⅲ期	取消ⅢC 期
Ⅳ期	细化为ⅣA 期和ⅣB 期
ypTNM	与 pTNM 分期不同，腺癌和鳞癌的分期相同
cTNM	与 pTNM 分期不同，腺癌和鳞癌分期不同

具体分期如下：

T（原发肿瘤）

Tx：不能明确的原发癌，如拉网等细胞学检查发现瘤细胞，但未能发现瘤体。

T0：无原发瘤证据。

Tis：高度不典型增生，指局限在上皮层内、未侵出基底膜的肿瘤。

T1：肿瘤侵出上皮层，如侵犯固有膜、黏膜肌层或黏膜下层。

　T1a：肿瘤侵及黏膜固有层或黏膜肌层。

　T1b：肿瘤侵及黏膜下层。

T2：肿瘤侵犯肌层，未达食管纤维膜。

T3：肿瘤侵及食管纤维膜。

T4：肿瘤侵犯食管周边组织。

　T4a：肿瘤侵犯胸膜、心包、奇静脉、膈肌或腹膜（壁层腹膜受累为第 8 版新增）。

　T4b：肿瘤侵犯主动脉、椎体或器官等其他重要脏器。

N（区域淋巴结）

Nx：区域淋巴结不能评估。

N0：无区域淋巴结转移。

N1：区域淋巴结组有 1~2 枚淋巴结转移。

N2：区域淋巴结组有 3~6 枚淋巴结转移。

N3：区域淋巴结组有 7 枚或更多淋巴结转移。

M（远地转移）

Mx：远处转移不能评估。

M0：肿瘤无远处脏器和淋巴结转移。

M1：肿瘤已转移至远处淋巴结和（或）其他脏器。

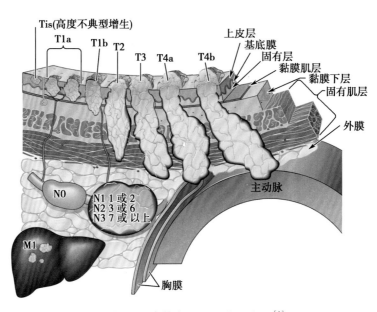

◆ 图 5-1　食管癌 TNM 分期示意图[1]

2）G（histologic Grade）肿瘤分化程度

腺癌

Gx：组织学不能分级。

G1：分化好，>95%的肿瘤区域形成腺/管状。

G2：中等分化，50%~95%的肿瘤区域形成腺/管状。

G3：分化差，肿瘤形成癌巢或呈片状排列，<50%的肿瘤区域形成腺/管状。

注：如进一步观察后"未分化"癌中发现腺/管状组成，则定义为腺癌 G3。

鳞癌

Gx：组织学不能分级。

G1：分化好，有明显的角化珠的形成，少量非角化的基底样细胞成分，细胞呈片状排列，核分裂相少。

G2：中等分化，组织学特征多样化，从角化不全到低度角化。总体上无角化珠形成。

G3：分化差，主要为基底样细胞，并形成大小不等的癌巢，癌巢中心常见坏死。肿瘤细胞在癌巢中呈片状或横行排列，偶尔可见角化不全或角化的细胞间隔分布在癌巢中。

注：如进一步观察后"未分化"癌中可见鳞癌细胞成分，或仍被定义为"未分化"，则定义为鳞癌 G3。

3）L（Location Category）鳞癌病变部位

LX：病变部位未知。

上段：颈段食管至奇静脉下缘。

中段：奇静脉下缘至下肺静脉下缘。

下段：下肺静脉下缘至胃，包括胃食管结合部。

食管-胃连接处癌中心距胃贲门 2cm 以内的按照食管癌分期。癌中心距胃贲门>2cm，即使食管受累及，仍按照胃癌分期。

分期示意图见图 5-2~图 5-6。

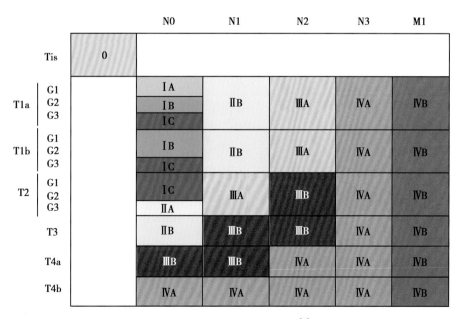

◆ **图 5-2** 第 8 版腺癌 pTNM[1]

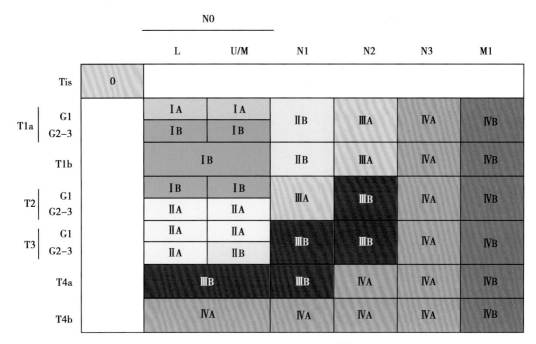

◆ 图 5-3　第 8 版鳞癌 pTNM[1]

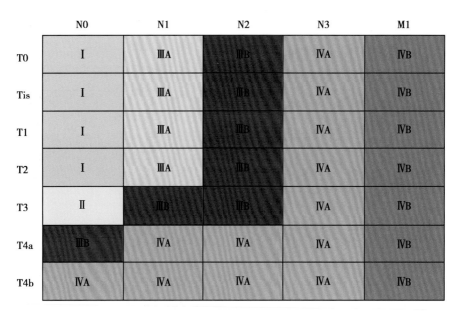

◆ 图 5-4　第 8 版腺鳞癌 ypTNM[1]

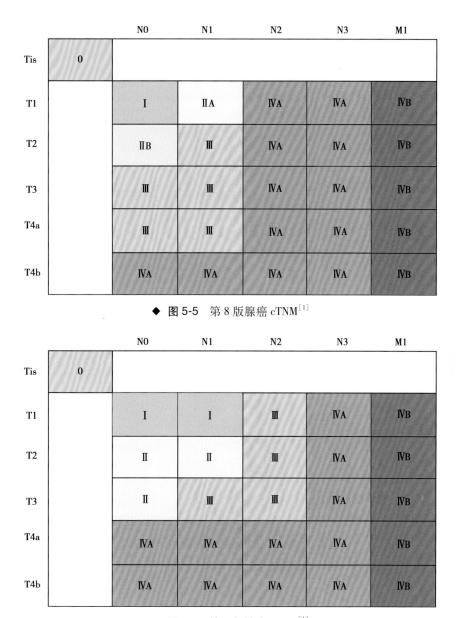

◆ 图 5-5 第 8 版腺癌 cTNM[1]

◆ 图 5-6 第 8 版鳞癌 cTNM[1]

（2）临床分期（非手术分期）：目前，国内外通用的食管癌 TNM 病理分期是建立在手术和术后病理基础上的分期标准[5]，但是对非手术治疗食管癌患者并不适用，且国际上目前无明确统一的应用标准，我国肿瘤学者一直致力于食管癌临床分期的研究。2005 年在第四届全国食管癌放射治疗研讨会上制定了以病变长度、外侵程度及转移情况为依据的非手术治疗食管癌临床分期的标准，在 2009 年第五届全国食管癌放射治疗研讨会进行了修改．该研究结果已在 2010 年中华放射肿瘤学杂志发表[9]，供放射肿瘤临床医师试用，并拟不断补充完善。

1）非手术治疗食管癌 TNM 分期标准

T 分级（表 5-2）

表 5-2 T 分级

	病变长度	食管病变最大层面的食管直径	邻近组织或器官受累
T1	<3cm	<2cm	无
T2	3~5cm	2~4cm	无
T3	>5~7cm	>4cm	无
T4	>7cm	>4cm	有（任何一处）

病变长度以 X 线钡餐造影检查结果为准。病变直径应以 CT 上食管病变最大层面的食管直径为准，对于全周型肿瘤管腔消失，应测阴影的最大直径。

邻近组织或器官：包括气管、支气管、主动脉及心包。

邻近组织或器官受侵的诊断：

气管、支气管受侵（图 5-7）：以下三点可作为气管受侵的标准：

■ 食管气管间脂肪组织消失。

■ 气管、支气管变形、移位。

■ 肿瘤突向气管腔内。

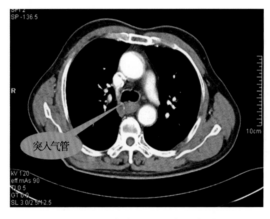

突入气管

◆ 图 5-7 食管癌 T4，侵犯气管

主动脉受侵（图 5-8）：以下两项为主动脉受侵的标准。

■ 主动脉夹角法[10]

肿瘤与主动脉接触弧度<45°——主动脉无受侵。

肿瘤与主动脉接触弧度45°~90°——可疑受侵。

肿瘤与主动脉接触弧度>90°——主动脉受侵。

■ 三角法[11]

在食管、胸主动脉和椎体之间有一三角形的脂肪间隙，若此脂肪间隙消失，表示主动脉受侵。

心包受侵（图 5-9）：采用 Picus 标准：CT 上下层面可见心包有脂肪线存在，而病灶层面没有脂肪线，则认为有心包受侵。此外，有局限性心包增厚及无法用其他原因解释的心包积液。

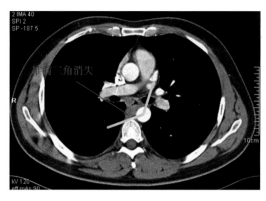

◆ 图5-8　食管癌T4，侵犯主动脉，椎前三角消失，食管与主动脉接触面>90度

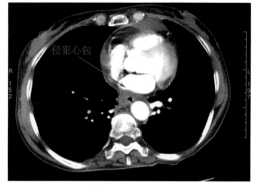

◆ 图5-9　食管癌T4，侵犯心包，食管与心包间脂肪线消失，心包积液

食管癌的N分级标准

N0：无淋巴结肿大。

N1：胸内（食管旁、纵隔）淋巴结肿大。

　　　食管下段癌，胃左淋巴结肿大。

　　　食管颈段癌，锁上淋巴结肿大。

N2：食管胸中段、胸下段癌，锁骨上淋巴肿大。

　　　任何段食管癌，腹主动脉旁淋巴结肿大。

注：淋巴结肿大认为是癌转移的标准[12-16]

淋巴结增大，短径≥5mm（或长径≥10mm）。

食管旁、气管食管沟、心包角淋巴结增大长径≥5mm。

腹腔淋巴结增大长径≥5mm。

M分级标准

M0：无远处转移。

M1：有远处转移。

2）非手术治疗食管癌临床分期

根据以上标准，非手术治疗食管癌临床分期如表5-3。

表5-3　非手术治疗食管癌临床分期

分期	T	N	M
Ⅰ期	T1，T2	N0	M0
Ⅱ期	T3	N0，N1	M0
	T1，T2	N1	M0
Ⅲ期	T4	任何N	M0
Ⅳ期	任何T	任何N	M1

注：本分期存在缺陷，对于T1-3N2M0患者未进行明确界定，有学者认为该类患者应归为Ⅲ期[17]，目前非手术治疗临床分期仍在不断完善中

参 考 文 献

［1］ Rice TW, Ishwaran H, Ferguson MK, et al. Cancer of the Esophagus and Esophagogastric Junction：An Eighth Edition Staging Primer. Journal of thoracic oncology：，2017，12（1）：36-42.

［2］ 黄国俊. 食管癌的定期、扩大淋巴结清扫及综合治疗. 中华肿瘤杂志，2003，25（3）：105-110.

［3］ Sobin LH. TNM：evolution and relation to other prognostic factors. Seminars in surgical oncology，2003，21（1）：3-7.

［4］ 李国仁. 食管癌外科新理念及当今讨论与研究的热点. 食管外科，2011，10（1）：28-32.

［5］ 陈龙奇. 制订 2009 第 7 版食管癌 TNM 分期标准. 中国胸心血管外科临床杂志，2008，15（1）：52-55.

［6］ Rice TW, Chen LQ, Hofstetter WL, et al. Worldwide Esophageal Cancer Collaboration：pathologic staging data. Diseases of the esophagus，2016，29（7）：724-733.

［7］ Rice TW, Apperson-Hansen C, DiPaola LM, et al. Worldwide Esophageal Cancer Collaboration：clinical staging data. Diseases of the esophagus，2016，29（7）：707-714.

［8］ Rice TW, Lerut TE, Orringer MB, et al. Worldwide Esophageal Cancer Collaboration：neoadjuvant pathologic staging data. Diseases of the esophagus，2016，29（7）：715-723.

［9］ 中国非手术治疗食管癌临床分期专家小组. 非手术治疗食管癌的临床分期标准（草案）. 中华放射肿瘤学杂志，2010，2010（19）：179-180.

［10］ Picus D, Balfe DM, Koehler RE, et al. Computed tomography in the staging of esophageal carcinoma. Radiology，1983，146（2）：433-438.

［11］ Takashima S, Takeuchi N, Shiozaki H, et al. Carcinoma of the esophagus：CT vs MR imaging in determining resectability. AJR American journal of roentgenology，1991，156（2）：297-302.

［12］ Kajiyama Y, Tsurumaru M, Iwanuma Y, et al. Controversies in esophageal cancer surgery. Gan to kagaku ryoho Cancer & chemotherapy，2003，30（9）：1225-1229.

［13］ Mizowaki T, Nishimura Y, Shimada Y, et al. Optimal size criteria of malignant lymph nodes in the treatment planning of radiotherapy for esophageal cancer：evaluation by computed tomography and magnetic resonance imaging. International journal of radiation oncology，biology，physics，1996，36（5）：1091-1098.

［14］ Peters TT, Castelijns JA, Ljumanovic R, et al. Diagnostic value of CT and MRI in the detection of paratracheal lymph node metastasis. Oral oncology，2012，48（5）：450-455.

［15］ Ampil FL, Caldito G, Li BD, et al. Computed tomographic staging of esophageal cancer and prognosis. Radiation medicine，2001，19（3）：127-129.

［16］ 王军，张献波，韩春，等. 胸段食管癌淋巴结转移诊断方法的研究. 肿瘤防治研究，2008，35（3）：218-221.

［17］ 陈建洲，陈创珍，李德锐，等. 非手术治疗食管癌临床分期的验证. 中国肿瘤，2012，21（5）：374-378.

第6章

食管癌的治疗

第1节 治疗总原则

目前中国自己的循证医学证据不多，国际上最常用的是 NCCN 指南。参考该指南结果国内具体实践，提出以下治疗原则：

1. 表浅性、局限于黏膜固有层或黏膜肌层食管癌（T1a），可以选择内镜治疗，有残留者或切缘阳性者可追加放化疗或手术。

2. 侵犯黏膜下层的非颈段食管癌（T1b）主要选择食管切除术。

3. 多数食管癌患者在确诊时已为局部晚期，对于此类非颈段的患者，术前放化疗是首选治疗方式。可明显提高生存期，降低局部复发率。

4. 局部晚期可切除食管癌根治性同步放化疗疗效与手术相同，但手术仅适用于非颈段、分化较好、低危、病变长度<2cm 的食管癌；颈段食管癌的首选治疗是根治性放化疗。

5. 晚期或转移性食管癌选择姑息性放化疗或支持治疗。

第2节 表浅性食管癌（T1N0M0）的治疗

要点

- T1N0M0 是指肿瘤侵犯黏膜固有层、黏膜肌层（T1a）和黏膜下层（T1b），无淋巴结和远处转移。
- 局限于黏膜固有层或黏膜肌层的肿瘤（T1a）以及黏膜下侵犯较浅的肿瘤（T1b）且没有淋巴结转移或脉管癌栓可以选择内镜黏膜切除术（EMR）+消融治疗或食管切除术。
- 内镜治疗包括：EMR、内镜黏膜下剥离术（ESD）和内镜消融。消融的方法包括冷冻消融、射频消融（RFA）和光动力学疗法。
- 侵犯黏膜下的肿瘤（T1b）主要选择食管切除术。
- 回顾性资料显示，表浅性食管癌同步放化疗也能取得与手术类似的效果。

要点详解

1. T1N0M0 食管癌的内镜治疗

（1）目的：内镜治疗的目的是完整切除早期癌变组织和癌前病变。

（2）治疗方式：内镜治疗包括内镜黏膜切除术（EMR）、内镜黏膜下剥离术（ESD）和内镜消融，消融的方法包括冷冻消融、射频消融（RFA）和光动力学疗法。

（3）适应证：

1）原位癌或黏膜固有层食管癌淋巴结转移率仅为 1.4%~4%[1-4]，内镜治疗后局部及远处复发率低、病死率低[5,6]，因此，对于原位癌或黏膜固有层食管癌可以选择内镜切除治疗。

2）一旦侵犯了黏膜肌层和黏膜下层，淋巴结转移率则显著增高。因此，对于部分T1b（黏膜下侵犯较浅，且无脉管癌栓）肿瘤患者，如果影像学检查确实没有淋巴结转移，内镜治疗可以作为相对可选的治疗方式。

3）侵犯了黏膜下层较深（一般定义为大于 200μm）者不推荐内镜治疗方式。医生应评估食管切除术后的并发症与淋巴结转移两者的相对风险，并与患者进行周密而详细的讨论。

4）内镜切除后残留的巴雷特食管可以消融治疗，也可以在首次治疗时一并 EMR 或ESD，必要时完整切除浅表肿瘤区或直径≤2cm 的黏膜结节病变。

（4）追加治疗：内镜切除术后如果有肿瘤残留、切缘阳性、脉管癌栓、浸润黏膜肌或黏膜下、肿瘤进展或复发时，应追加治疗，主要选择有放射治疗、同步放化疗、食管切除术等。Nemoto 等[7]研究显示，内镜切除术后肿瘤残留的黏膜内癌和黏膜下癌患者，挽救放射治疗或同步放化疗后，5 年局部控制率分别为 91% 和 47%，总的 5 年肿瘤专项生存率达 73%。Hunt 等[8]报道，内镜治疗失败后挽救手术 15 例食管癌患者，中位随访 20 个月后，1 例死于呼吸衰竭，14 例无瘤存活。

2. 同步放化疗

日本多项回顾性研究显示出了以根治性放疗为主的非手术治疗方式在治疗 I 期食管癌中的前景[9-17]，其 CR 率大于 85%。其中 JCOG 9708 II 期临床[13]研究中 72 例 T1N0M0食管癌患者，给予 60Gy 放疗加 2 个周期 PF 方案同步化疗，4 年总生存率及无复发生存率为 81% 和 68%，与报道的手术效果非常接近[18]，且不良反应小。基于此，日本发起 III期随机对照研究 JCOG 0502，比较 I 期食管鳞癌同步放化疗与单纯手术疗效，以进一步验证前述研究结果，目前该研究正在进行中。

3. 食管癌切除术

早期食管癌主要选择内镜治疗，如果内镜切除术后切缘阳性或更深，则追加手术或放化疗。肿瘤侵犯至黏膜下层（T1b）者可选择根治性手术，但食管癌根治术对患者创伤较大，严重影响生活质量，特别是颈段食管癌。

参 考 文 献

［1］ The Paris endoscopic classification of superficial neoplastic lesions: esophagus, stomach, and colon: November 30 to December 1, 2002. Gastrointest Endosc, 2003, 58: S3-43.

［2］ Kodama M, Kakegawa T. Treatment of superficial cancer of the esophagus: a summary of responses to a questionnaire on superficial cancer of the esophagus in Japan. Surgery, 1998, 123: 432-439.

［3］ Eguchi T, Nakanishi Y, Shimoda T, et al. Histopathological criteria for additional treatment after endoscopic mucosal resection for esophageal cancer: analysis of 464 surgically resected cases. Mod Pathol, 2006, 19: 475-480.

［4］ Tajima Y, Nakanishi Y, Ochiai A, et al. Histopathologic findings predicting lymph node metastasis and prognosis of patients with superficial esophageal carcinoma: analysis of 240 surgically resected tumors. Cancer, 2000, 88: 1285-1293.

［5］ Leers JM, DeMeester SR, Oezcelik A, et al. The prevalence of lymph node metastases in patients with T1 esophageal adenocarcinoma a retrospective review of esophagectomy specimens. Ann Surg, 2011, 253: 271-278.

［6］ Alvarez Herrero L, Pouw RE, van Vilsteren FG, et al. Risk of lymph node metastasis associated with deeper invasion by early adenocarcinoma of the esophagus and cardia: study based on endoscopic resection specimens. Endoscopy, 2010, 42: 1030-1036.

［7］ Nemoto K, Takai K, Ogawa Y, et al. Salvage radiation therapy for residual superficial esophageal cancer after endoscopic mucosal resection. Int J Radiat Oncol Biol Phys, 2005, 63: 1290-1294.

［8］ Hunt BM, Louie BE, Schembre DB, et al. Outcomes in patients who have failed endoscopic therapy for dysplastic Barrett's metaplasia or early esophageal cancer. Ann Thorac Surg, 2013, 95: 1734-1740.

［9］ Nishimura Y, Okuno Y, Ono K, et al. External beam radiation therapy with or without high-dose-rate intraluminal brachytherapy for patients with superficial esophageal carcinoma. Cancer, 1999, 86: 220-228.

［10］ Nemoto K, Yamada S, Hareyama M, et al. Radiation therapy for superficial esophageal cancer: a comparison of radiotherapy methods. Int J Radiat Oncol Biol Phys, 2001, 50: 639-644.

［11］ Ishikawa H, Sakurai H, Tamaki Y, et al. Radiation therapy alone for stage Ⅰ (UICC T1N0M0) squamous cell carcinoma of the esophagus: Indications for surgery or combined chemoradiotherapy. Journal of Gastroenterology and Hepatology, 2006, 21: 1290-1296.

［12］ Yamada K, Murakami M, Okamoto Y, et al. Treatment results of chemoradiotherapy for clinical stage Ⅰ (T1N0M0) esophageal carcinoma. International Journal of Radiation Oncology*Biology*Physics, 2006, 64: 1106-1111.

［13］ Kato H, Sato A, Fukuda H, et al. A Phase Ⅱ Trial of Chemoradiotherapy for Stage Ⅰ Esophageal Squamous Cell Carcinoma: Japan Clinical Oncology Group Study (JCOG9708). Japanese Journal of Clinical Oncology, 2009, 39: 638-643.

［14］ Kodaira T, Fuwa N, Tachibana H, et al. Retrospective analysis of definitive radiotherapy for patients with superficial esophageal carcinoma: Consideration of the optimal treatment method with a focus on late morbidity. Radiotherapy and Oncology, 2010, 95: 234-239.

［15］ Matsumoto S, Takayama T, Tamamoto T, et al. A comparison of surgery and radiation therapy for cT1 esophageal squamous cell carcinoma. Diseases of the Esophagus, 2011, 24: 411-417.

［16］ Jingu K, Matsushita H, Takeda K, et al. Results of chemoradiotherapy for stage I esophageal cancer in medically inoperable patients compared with results in operable patients. Diseases of the Esophagus，2013，26：522-527.

[17] Nishimura Y, Koike R, Ogawa K, et al. Clinical practice and outcome of radiotherapy for esophageal cancer between 1999 and 2003：the Japanese Radiation Oncology Study Group （JROSG） Survey. International Journal of Clinical Oncology, 2011，17：48-54.

[18] Igaki H, Kato H, Tachimori Y, et al. Clinicopathologic characteristics and survival of patients with clinical Stage I squamous cell carcinomas of the thoracic esophagus treated with three-field lymph node dissection. Eur J Cardiothorac Surg, 2001，20：1089-1094.

第3节　局部进展期食管癌的治疗

一、食管癌根治性切除术

要点
- 对于局部晚期可切除的食管癌，单纯的食管癌根治性切除术仅适用于非颈段、一般情况较好、病变长度短（<2cm）、分化程度较高者。
- 近年来，单纯手术的5年生存率也仅在30%左右。

要点详解

局部进展期可切除食管癌是指侵犯黏膜下层并且有淋巴结转移，或侵透肌层但尚未侵及心脏、大血管、气管等邻近器官者。但单纯的食管癌切除术仅适用于一般情况较好、病变长度短（<2cm）、分化程度较高的非颈段（距环咽肌大于5cm）食管癌。

食管（尤其是颈段食管）周围解剖结构较复杂，重要脏器较多，加上容易淋巴结转移，且转移无规律（如常出现跳跃转移），因此食管癌手术发展一直以来受到局限，疗效不满意。对于局部进展期食管癌，30%的pT3期及50%的pT4期患者无法完整切除肿瘤[1]。此外，大于50%的患者在确诊时已经出现远处转移。30%左右的患者诊断时即为局部进展期，仅有小于20%的患者为局限期并且有治愈的可能[2-4]。刘俊峰等[5]综述了河北省肿瘤医院近50年的手术文献，手术的5年的生存率仅20%~30%。近年来，国际上开展的食管癌根治术的5年生存率也仅在30%左右[6-8]。

单纯手术的低生存率及不良预后引发了近年来国内外诸多有关食管癌的放化疗以及与手术联合治疗的随机对照研究的开展，为食管癌的治疗提供了信心及方向。

参 考 文 献

[1] Stahl M, Budach W, Meyer HJ, et al. Esophageal cancer：Clinical Practice Guidelines for diagnosis, treatment and follow-up. Ann Oncol, 2010, 21 Suppl 5：v46-49.

［2］ Zhang Y. Epidemiology of esophageal cancer. World J Gastroenterol，2013，19：5598-5606.

［3］ Falk GW. Risk factors for esophageal cancer development. Surg Oncol Clin N Am，2009，18：469-485.

［4］ Hayeck TJ, Kong CY, Spechler SJ, et al. The prevalence of Barrett′s esophagus in the US：estimates from a simulation model confirmed by SEER data. Dis Esophagus，2010，23：451-457.

［5］ Liu JF, Wang QZ, Hou J. Surgical treatment for cancer of the oesophagus and gastric cardia in Hebei，China. British Journal of Surgery，2004，91：90-98.

［6］ van Hagen P, Hulshof MC, van Lanschot JJ, et al. Preoperative chemoradiotherapy for esophageal or junctional cancer. N Engl J Med，2012，366：2074-2084.

［7］ Mariette C, Dahan L, Mornex F, et al. Surgery alone versus chemoradiotherapy followed by surgery for stage Ⅰ and Ⅱ esophageal cancer：final analysis of randomized controlled phase Ⅲ trial FFCD 9901. J Clin Oncol，2014，32：2416-2422.

［8］ Lv J. Long-term efficacy of perioperative chemoradiotherapy on esophageal squamous cell carcinoma. World Journal of Gastroenterology，2010，16：1649.

二、根治性同步放化疗

要点

可手术切除的食管癌选择根治性同步放化疗可达到与手术相当的效果，亦可首选根治性放化疗。

靶区勾画：

- GTV：所有大体肿瘤：影像所见包括食管钡餐、CT、PET、内镜、EUS 和临床获得的食管肿瘤信息以及肿大的淋巴结。

  推荐：

  1. 早期食管癌使用内镜下放置钛夹标记上下界。

  2. 使用 MRI DWI 与定位 CT 融合技术协助确定上下界[1]。

  3. 无上述条件的单位可使用模拟机照射野中线确定上下界。

- CTVs：GTV+3cm（头脚方向）/0.5cm（侧向，不超过解剖边界，除非有证据证实其受侵）。

- CTVnd：仅包括累及的淋巴结区域；颈部病变要包括锁骨上淋巴结。

- ITV：推荐使用 4D-CT 定位并根据实测数据勾画 ITV。

- PTV：根据各自医院实测数据确定，如使用 daily IGRT 技术，建议为 ITV+0.3cm。

放疗剂量：

推荐 60Gy，1.8~2Gy/f，5f/w。

化疗方案：

1. 5-FU+DDP。

2. 紫杉醇+卡铂。

要点详解

1. 可手术切除的食管癌选择根治性同步放化疗可达到与手术相同的效果

根治性放化疗疗效相关研究证据：同步放化疗在食管癌的综合治疗中占有不可或缺的地位。自 RTOG 8501 研究[2]（其中鳞癌比例大于 80%）发表以来，多个研究已证实可手术切除的食管癌行同步放化疗效果与单纯手术相同。日本放射肿瘤学研究组[3]回顾性研究了日本 9 家医疗机构数据，同步放化疗的 5 年中位总生存率为 29%。2012 年的荟萃分析比较了根治性放（化）疗与以手术为主的治疗的疗效（病例数为 929 例），结果显示手术与根治性放（化）疗疗效相当[4]。

对于局部晚期鳞癌和一部分腺癌，一些医疗中心已经开始逐渐推广根治性放疗作为其治疗手段。对于病灶持续或复发的情况，考虑行挽救性手术仍能获得不错的生存率[5,6]。

（1）根治性放疗/放化疗与手术：可手术切除的食管癌是否可行放化疗一直是备受关注的问题，然而由于难以招募入组病例，关于放化疗与单纯手术的大规模随机对照研究难以进行[7]。小规模前瞻性临床研究提示，可切除食管癌选择同步放化疗/放疗作为根治性治疗手段，必要时行挽救性手术，可获得与单纯手术相同的效果，并有可能保留器官，避免手术并发症，提高生活质量（表 6-1）。然而，上述研究入组病例均较少，尚需更多多中心、大规模的随机对照研究进行验证。

表 6-1 根治性放/放化疗与单纯手术前瞻性临床研究

根治性放化疗 vs. 手术							
	入组标准	鳞癌比例	例数	治疗方案及分组	挽救性手术比例	2 年生存	3 年生存	P
Chiu 2005[8] 中国香港	胸中下段可切除食管癌	100%	36	50~60Gy/30f+PF×2	13.9%	58%	—	NS
			44	食管癌切除+二野清扫		55%	—	
Carstens 2007[9] 瑞典	可切除食管癌	50%	91	64Gy/32f+PF×3 Ivor Lewis 食管癌切除+二野清扫	76%	—	37% 25%	NS
ARIGA 2009[10] 日本[10]	T1-3N0-1M0 胸段食管癌	100%	51	60Gy/30f+PF×2	25.5%	—	57%	
			48	胸腔镜食管癌切除+二/三野清扫术		—	78%	0.0169

根治性放疗 vs. 手术							
	入组标准	鳞癌比例	例数	治疗方案及分组		3 年生存	5 年生存	P
Sun 2006[11] 中国	可切除食管癌	100%	134	50~50.4Gy（1.8~2Gy/f）→18~21Gy（1.5Gy/f，bid）总剂量 68.4~71Gy		56%	35%	NS
			135	手术		62%	37%	

（2）根治性放化疗与放化疗+手术：最近，两项大型随机对照研究及一些小样本研究对比了同步放、化疗至一定剂量后推至根治剂量或行手术两种方案的疗效（表 6-2）。德国的 172 例局部进展期的食管鳞癌患者的随机对照研究比较了放化疗+手术与根治性放化疗的疗效，发现两组在总生存率上相当，且手术组治疗相关死亡明显高于同步放化疗组（12.8%对 3.5%）[12]。但在局部控制上手术组占优势。随后其更新了随访 10.1 年的数据，两组 10 年疾病特异性生存率为 24.8%、14.2%，差异无统计学意义[13]。法国 FF-CD9102 研究[14]中，444 例可手术的胸段食管癌（T3N0-1M0）（鳞癌占 89%）行同步放化疗，照射至 46Gy 后，有效者（259 例）（有效的定义包括 CR 及 PR。CR：吞咽困难症状消失，食管钡餐影像上肿瘤消失；PR：食管钡餐上肿瘤长度减少 30%以上，吞咽困难症状缓解）进行随机分组，行手术或继续推量，其结果与上述研究相似，手术组局部控制率好，而生存上差异无统计学意义，手术组治疗相关病死率高（9%对 1%）。因此认为对于局部进展期食管癌（尤其是鳞癌），同步放化疗有效的患者，行手术未提高生存率。来自美国 Minnie Pearl 的研究中Ⅰ～Ⅲ期食管癌患者根治性放化疗与同步放化疗+手术组在中位无进展生存、中位总生存以及 3 年总生存上均无差异（表 6-2）[15]。

表 6-2　根治性放化疗与放化疗+手术随机对照研究

	入组标准	鳞癌	分组	例数	治疗方案及分组	R0 切除率	中位生存/月	总生存 2 年	总生存 3 年	P 值	局部控制率	P 值
Gray 2005[15] (美国)	Ⅰ～Ⅲ期食管癌/食管胃交界癌	—	CRT+S	91	45Gy/1.8Gy+CbTF→手术	—	27	—	35%	NS	—	—
			CRT	50	64.8Gy/1.8Gy+CbTF	—	24	—	31%		—	
Stahl 2005[12] (德国)	T3-4，N0-1，M0 局部晚期胸段食管癌	100%	CRT+S	86	FLEP×3 → 40Gy/2Gy+PE→手术	82%	16.4	40%	31%	NS	64 %	0.003
			CRT	86	60Gy（2Gy/f）+PE→HDR 或 50Gy（2Gy/f）+PE+15Gy（1.5Gy/f，bid）	—	14.9	35%	24%		53%	
Bedenne 2007[14] (FFCD 9102，法国)	T3-4，N0-1，M0 局部晚期胸段食管癌	88%	CRT+S	129	46Gy/2Gy+PF×2→手术或 15Gy/3Gy→15Gy/3Gy+PF×2→手术	75%	17.7	34%	—	NS	66%	<0.001
			CRT	130	15Gy（3Gy/f）→15Gy/3Gy → 15Gy（3Gy/f）+PF×3→PF×2	—	19.3	40%	—		57%	

2. 放疗靶区

（1）GTV（gross tumor volume）：影像学及其他检查手段可见的大体肿瘤范围，包括原发肿瘤（GTV）和肿大的淋巴结（GTVnd）。

1）GTV：对于 GTV，判断其上下边界至关重要。而常规使用的定位 CT 无法准确判断其上下边界。由于各项检查都有各自的优缺点，可以相互补充，故应综合考虑多种检查结果。常用的检查手段有内镜、食管造影、CT、MRI 及 PET/CT 等（表 6-3）。

表 6-3　不同影像学手段对原发肿瘤（GTV）判断的优势与劣势比较

	优势	缺点
CT	1. 勾画 GTV 的主要影像学手段 2. 能比较准确地显示食管癌外侵以及与周边组织器官的关系，纵隔和锁骨上淋巴结转移状况	1. 无法准确确定 GTV 的上下边界 2. 不能反映黏膜完整性和食管蠕动 3. 不能准确诊断肿瘤浸润深度
钡餐	1. 可清楚地显示食管癌的上下边界 2. 能反映食管黏膜、食管壁光整度及食管壁蠕动状况等信息	1. 无法显示食管癌外侵以及与周边组织器官的关系 2. 无法与计划 CT 融合、对应 CT 上 GTV 上下边界
内镜	1. 直接看到病变的位置，获得病理标本，尤其超声内镜（EUS）能够更准确地、客观地反映原发肿瘤的浸润深度（T 分期）[16] 2. 目前 EUS 已成为食管癌非手术 T 分期的重要检查方法	1. 不能反映肿瘤横向外侵程度和范围 2. 对于食管病变梗阻比较严重，内镜无法通过的患者就无法进行内镜的检查。如有没有放置标记则无法与计划 CT 相匹配
PET/CT	1. 对食管癌癌变定性检出敏感性高达 69%～100% 2. 能提供代谢状态方面的生物学信息； 3. 能相对准确地确定 GTV 上下边界，也可以与计划 CT 融合（研究显示，采用 $SUV \geqslant 2.5$ 勾画 *GTV* 长度与病理结果一致性最好[17]，建议用 $SUV \geqslant 2.5$ 来确定靶区（*GTV*）[18]，还有学者采用 *SUVmax* 的 40%～50% 确定肿瘤的体积）	1. 不同的医疗机构的 PET/CT 机器的 SUV 基准值不同 2. SUV 值影响因素多，如患者体重、血糖水平、注射 FDG 的剂量和注射 FDG 后距开始显像的时间、呼吸运动的影响等。较难得到标准化的阈值
MRI DWI	1. DWI（diffusion weighted imaging）技术可以比较准确地显示肿瘤 GTV 的范围[1,19] 2. DWI 图像可与计划 CT 融合	1. 操作流程复杂，需要与影像科合作 2. 需要呼吸门控 3. 检查时间较长等

鉴于此，推荐以下 3 种方式作为判断 GTV 上下边界的辅助手段：

- **内镜下置金属标记的方法**

对于较浅表的食管癌，有条件的单位可采用内镜下在病变的上下两端放置金属标记的方法（尤其是早期病变）以便于在计划 CT 上确认肿瘤上下边界（图 6-1）。

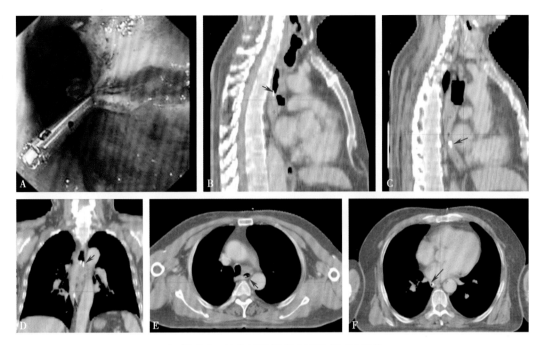

◆ 图 6-1 钛夹显示肿瘤上下边界 CT 图像

A. 内镜下在食管肿瘤上下界放置金属夹后；B、C. CT 矢状位图像；D. CT 冠状位图像；E. 金属夹显示肿瘤上界；F. 金属夹显示肿瘤下界

● MRI DWI 与定位 CT 融合的方法

北京大学第一医院 Hou 等的研究显示，DWI 显示的肿瘤上下边界 DWI 图像上病变长度两端外扩 4mm 可包括 97.5% 患者的病理病变长度[1]。因此可考虑 DWI 图像可与计划 CT 融合以协助确定上下边界。

具体操作步骤：

第一步：体表标记。由于 DWI 图像的空间分辨率有限，不能清晰显示图像解剖结构；为解决与 CT 图像融合时参考点选择问题，患者行 CT 和 MRI 扫描时将一标记点（可使用维生素 AD 胶丸）置于体表正中线和两侧的锁骨中线相同位置。该标记点 CT 扫描显示高密度，T1WI、T2WI 下 MRI 扫描均显示高信号，可作为不同图像进行融合的参考点（图 6-2）。

第二步：进行 CT 扫描及 MRI 扫描。扫描上界自胸骨上隐窝胸廓入口处，下至肝脏下缘或平脐层面。使用相同层厚及相同 FOV。在进行 CT 及 MRI 扫描时保证相同体位，并使用呼吸门控技术以保持在相同的呼吸时像，避免呼吸运动对病变位置的影响（如无呼吸门控技术，可嘱患者在平静呼吸状态下呼气末憋气进行扫描。注：一般屏气进行扫描时选择在呼气末进行，因为吸气时幅度不易控制。注意训练患者进行稳定的平静呼吸）。

第三步：CT 与 MRI 融合。将图像数据采集后传入放疗计划系统，应用计划系统图像融合功能根据标记点位置将 T2WI 图像与 CT 图像进行融合（相应的 DWI 图像也被融合于 CT 图像）并勾画靶区，图像融合后在 DWI 图像上勾画的 GTV 会自动映射在 CT 图像上。融合图像（图 6-3）。

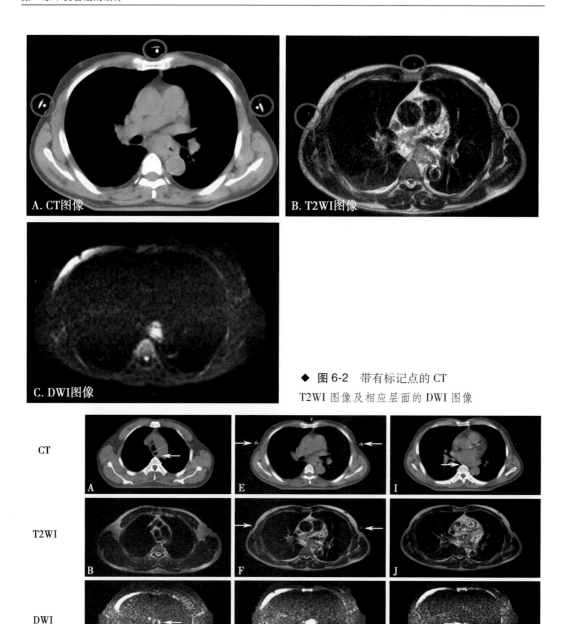

◆ 图 6-2 带有标记点的 CT
T2WI 图像及相应层面的 DWI 图像

◆ 图 6-3 CT、MRI DWI 成像图像的融合结果（融合方法参考[1]）

A~D. 食管癌 GTV 最上端层面的图像；E~H. 食管癌 GTV 最大层面的图像；I~L. 食管癌 GTV 最下端层面图像；C. 箭头处所示为 DWI 图像上 GTV 最上端病变；D. 箭头处所示为融合图像上 GTV 最上端病变；K. 箭头处所示为 DWI 图像上 GTV 最下端病变；L. 箭头处所示为融合图像上 GTV 最下端病变；E、F. 箭头所示为标记点位置，两幅图显示为平乳头平面，为同一层面

• 模拟机下确定上下边界

对于条件不允许的医疗机构，部分尚使用模拟机的机构选择模拟机下患者口服钡餐确定肿瘤上下界的方法。该方法操作简单，可做体表金属球标记，有一定参考价值。但准确性相对较差。

需要注意的是，由于射线是发散性射出，食管上下界与体表标记的上下界并非垂直对应，因此可能造成体表标记的 GTV 长度比真实情况要短（图 6-4）。

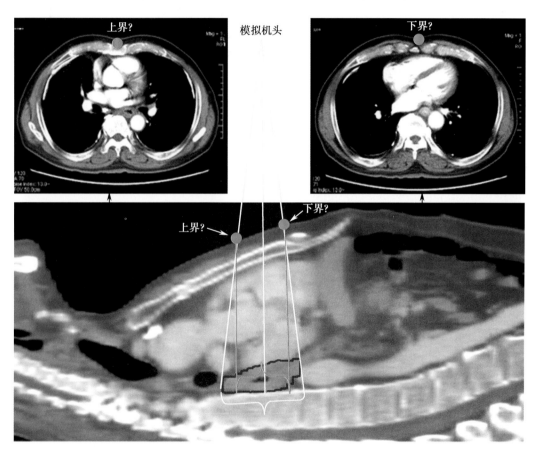

◆ **图 6-4** 模拟机显示上下界示意图

校正方法：可使模拟机机头的射线中线分别对应食管癌的上界和下界并分别做好体表标记，以保证体表标记与食管癌两端分别是垂直对应。

具体操作步骤：

第一步：患者在平静呼吸状态下呼气末憋气，用模拟机的中线找到病变的上端，在体表进行标记（图 6-5）。

第二步：同样在平静呼吸状态下呼气末憋气，用模拟机的中线找到病变的下端，在体表再次标记（图 6-6）。

特别注意的是：金属标记应尽量贴在呼吸动度小的位置，如胸骨前。

第三步：同样使患者在平静呼吸状态下呼气末憋气进行 CT 定位。

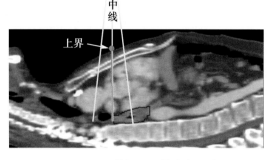

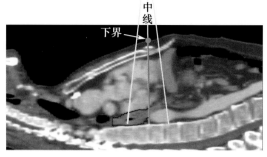

◆ 图 6-5 模拟机寻找病变上端　　　　◆ 图 6-6 模拟机寻找病变下端

注：一般屏气进行扫描时选择在呼气末进行，因为吸气时幅度不易控制。注意训练患者进行稳定的平静呼吸。

第四步：勾画靶区，有金属球的两个层面即 GTV 的上下两端的层面。

2）GTVnd

转移淋巴结的判断：

目前转移淋巴结的诊断应结合 CT、PET/CT、EUS 等影像学检查进行判断。常用的方法为 CT，主要根据淋巴结大小协助判断，目前标准不统一，参考标准[20-24]：

淋巴结增大，短径≥5mm（或长径≥10mm）。

食管旁、气管食管沟、心包角淋巴结增大长径≥5mm。

腹腔淋巴结增大长径≥5mm。

需要明确的是，淋巴结肿大并非转移的特异性标志，也可能是反应性或炎性肿大。此外，未肿大淋巴结也可能有微小的转移灶。因此，如靶区范围不大，在不超过危及器官限量的情况下，则可考虑适当的对尚未达到上述标准的肿大淋巴结进行照射，特别是 2 区（气管旁沟）及靠近肿瘤的淋巴结。

附：食管癌 GTV 及 GTVnd 勾画示例（图 6-7）。

（2）CTVs（sub-clinical target volume）：指食管癌亚临床灶范围。

推荐：CTVs 头脚方向为 GTV+3cm；对于四周外扩边界，目前尚无高级别证据，可参考 0.5cm，原则上不超过解剖边界，除非有证据证实病变突破了边界。

附：食管癌 CTVs 勾画示例（图 6-8）。

GAO 等[25] 采用连续切片的技术对收集的食管癌标本进行筛查，确定了亚临床灶的分布范围，为临床提供了客观依据。研究结果表明：94% 的食管癌镜下沿食管纵轴向上和向下浸润范围均小于 3cm。94% 的胃食管结合处腺癌纵轴上下浸润范围小于 5cm。因此推荐食管鳞癌沿 GTV 纵轴外放 3cm 作为 CTVs。美国 2013 版 NCCN 食管癌指南参考此研究，将推荐 CTV 纵轴方向外扩范围由之前的 5cm 缩至 3~4cm。此外，该研究也被美国、日本等多项教科书引用。中国上海和英国的两项研究中，CTVs 分别在头脚方向外扩 3cm、

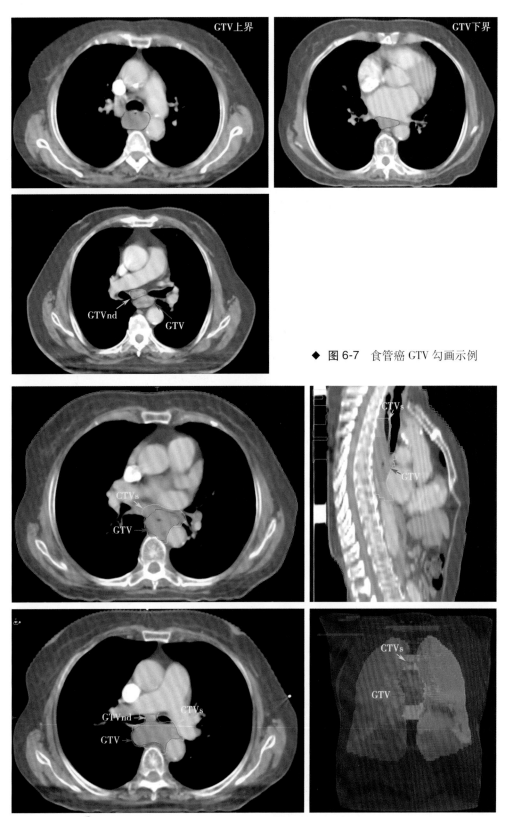

◆ 图 6-7　食管癌 GTV 勾画示例

◆ 图 6-8　食管癌 CTVs 勾画示例

2cm，对首次治疗失败（复发或残留）的部位进行随访，前者研究中，食管肿瘤局部复发为野内复发的比例为 85%（17/20），后者有复发的病例中野内复发概率为 96%（65/69）[26,27]。说明外扩 3cm 并不增加未照射区域的失败率，如何控制提高这部分照射野的局部控制率是主要需解决的问题。

（3）CTVnd（clinical target volume-node）：指食管癌淋巴结引流区。

推荐：仅包括累及的淋巴结区域，但颈段、胸上段食管癌建议勾画锁骨上淋巴结。

目前无高级别证据确定食管癌预防照射的淋巴引流区范围。关于"大野""小野"照射目前无统一的研究结论。预防照射区域通常参照手术淋巴结清扫的范围。RTOG 研究结果显示：食管癌放射治疗失败的主要原因为局部控制失败。中国近年来的发表的几项随机对照研究[28,29] 均报道，对于食管鳞癌，预防性区域淋巴结照射与累及区照射在 3 年总生存及局部控制上无差别。此外，对于淋巴结区仅进行累及野照射后，孤立的野外淋巴结复发率不超过 10%[26,27]，区域淋巴结复发比例无明显差异，而野内复发仍是最需要解决的问题。

由于目前的影像学技术的进步，对于肿大淋巴结的判断已越来越准确。而大野照射不仅使放疗剂量无法提高，也带来了较大的不良反应。因此，食管癌放射治疗时，将 CTVnd 定义为仅包括肿大淋巴结所在区域（累及野）似乎比按照外科手术清扫范围确定的照射野（扩大野）更合理。但这仍需严格的临床试验来验证。

此外，颈段、胸上段食管癌锁骨上淋巴结转移率高，同时该部位放疗对危及器官（如双肺）限量影响不大。因此，对于颈段、胸上段食管癌建议勾画锁骨上淋巴结。但勾画范围可适当缩小，特别是无调强放疗技术的单位。

附：食管癌 CTVnd 勾画示例（图 6-9）。

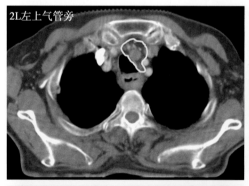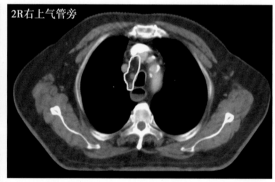
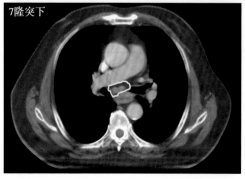

◆ 图 6-9 食管癌 CTVnd 勾画示例

附：锁骨上淋巴结勾画示例（图 6-10）。

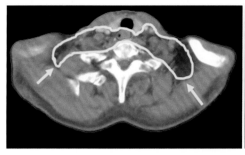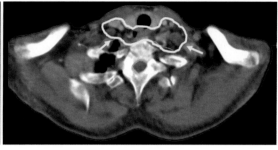

◆ **图 6-10** 锁骨上淋巴结引流区勾画示例（修改前与修改后）

注：锁骨上淋巴结引流区范围较大，如完整勾画，由于周围正常器官（如脊髓）的限制，对于不具备条件的医疗机构（如没有调强放疗设备），治疗计划不易完成。考虑到锁骨上淋巴结转移主要发生在靠近颈血管旁附近，因此在勾画锁骨上淋巴结区域时，可适向内侧收缩勾画范围（图 6-10）。

（4）ITV（internal target volume）：内靶区。

对于 ITV 的外扩范围强调个体化治疗，强烈推荐有条件的单位使用 4D-CT 技术，以便得到个体化的 ITV 数据。

无 4D-CT 的情况下可参考以下研究结果。对于食管不同部位向四周的运动范围，各研究方法各异，数据差异较大，且多为涵盖 95% 范围的数据，一般情况下多在 10mm 以内，胸中下段尤其是下段运动幅度较大[30-33]；关于食管头脚方向的运动研究仅一项，该研究显示头脚方向运动范围比四周方向更大（表 6-4）[33]。

表 6-4　关于食管运动范围的研究

作者	年份	CT	结果（mm）
Lorchel[30]	2006	双螺旋 CT	GTV 95%　0-8
Edith[31]	2007	4D-CT	上段食管<5 中段食管 6~7 下段食管 8~9
Randi[32]	2010	CT 定位以及 CT-on-rails imaging	下段 左 12 右 8 前 10 后 9
Yamashita[33]	2011	CT 定位及金属标记	上段：四周<2 头脚 4.3 中段：四周<3 头脚 7.4 下段：四周<7 头脚 13.8

（5）PTV（planning target volume）：计划靶区。

各单位摆位误差不同，有时相差很大，因此 PTV 应依据各自医疗机构的摆位误差等数据设定。

对于使用 4D-CT 定位并进行每日 IGRT 的机构，推荐 ITV 外扩 3mm 作为 PTV。

其他条件下参考 CTV 外扩 5~10mm 作为 PTV。

3. 放疗剂量

（1）推荐放疗剂量≥60Gy，1.8~2Gy/f。

NCCN 指南推荐剂量为 50~50.4Gy，日本指南推荐剂量及临床应用剂量较高≥60Gy。这与照射范围小于美国指南有关。

NCCN 指南中推荐剂量主要参考了 RTOG8501 研究[2]及 RTOG 9405/INT0123 研究[34]。但该研究中放疗靶区范围较大，化疗剂量较高，仅 67%~68% 的患者按计划完成了全部治疗。本书中推荐的放疗靶区相对较小，60Gy 以上的放疗总剂量在国内实践中的疗效及副反应均可接受[35]。

目前，国内外关于 SIB-IMRT 同步推量联合化疗的临床研究逐渐增多，MDACC、中国医学科学院肿瘤医院及河北医科大学肿瘤医院、汕头大学（SMART 研究）等单位的Ⅰ~Ⅱ期临床研究中，PTV 在 50.4~54Gy，1.8~2Gy/f；PTV 加量区给予 59.92~66Gy，2~2.25Gy/f。以上研究短期随访结果总生存率和局部控制以及副反应均可接受，期待长期随访结果。

（2）危及器官限量

肝脏 V30<40%，肝脏 mean<25Gy。

肾脏（单侧肾）V20<1/3（尽量低）。

脊髓 max<45Gy。

心脏 V40<2/3（尽量保护左心室）。

肺：双肺 V20<25%；V5<50%；靶区 2cm 距离外的肺受量<40Gy。

肺	脊髓	左侧、右侧肾脏（分开评价）	胃
V40≤10%	Dmax≤45Gy	V18<33%	平均剂量<30Gy
V30≤15%	小肠	平均剂量<18Gy	（如未在 PTV 中）
V20≤20%		肝脏	Dmax<54Gy
V10≤40%	Dmax<PTVmax	V20≤30%	心脏
V5≤50%	D05≤45Gy	V30≤20%	V30<30Gy
平均剂量<20Gy		平均剂量<25Gy	平均剂量<30Gy

注：临床条件允许的情况下可适当超量

肺的 DVH 参数与肺部并发症相关，因此应慎重对待，虽然目前尚无最优推荐，但应尽量减少肺受量。肺的照射限制剂量建议参考肺癌放射治疗的剂量限制，V20<30%，对于胸段食管癌，25% 的剂量限制临床上在许多病例较难实现。

心脏 V30 如有可能尽可能降低到接近 20%。

4. 同步放、化疗的化疗方案及剂量

推荐首选方案：氟尿嘧啶联合顺铂方案或紫杉醇+铂类方案。

（1）PF 方案

氟尿嘧啶 750~1000mg/m²，CIV，24 小时，第 1~4 天。

顺铂 75~100mg/m²，IV，第 1 天。

28 天为 1 个周期。

注：目前 NCCN 指南中推荐的化疗剂量较高，RTOG8501 及 9405 研究患者不能很好地耐受该剂量。同时国内的医疗条件（如支持治疗等）与国外相比相对落后，因此高剂量化疗并不一定适用我国的患者。国内爬坡实验结果证明，我国患者 PF 方案最大耐受剂量为氟尿嘧啶 700mg/m²，第 1~5 天，顺铂 52.5mg/m²，第 1 天[35]。因此推荐了化疗范围，请根据患者实际情况掌握。

（2）紫杉类+铂类，每周方案

紫杉醇 50mg/m²，IV，第 1 天。

卡铂 AUC=2，IV，第 1 天。或顺铂/奈达铂 25mg/m²，第 1 天。

放疗期间每周 1 次。

（3）单药顺铂（年老体弱、一般情况较差者）

顺铂 40mg/m²，IV，第 1 天。

放疗期间每周 1 次。

（注：周一用药。文献显示：顺铂在肿瘤组织内存留时间很长，周一用药可能更合理[36]）

或顺铂 5mg/m²，IV，每周第 1~5 天，与放疗同时进行。

5. 靶向药物

同步放、化疗联合靶向治疗也是当前临床研究的热点。但靶向治疗在食管癌的治疗中尚处于初期研究阶段。RTOG0436 研究（大约 80% 的患者为 T3/T4 期，20% 为 T1/T2 期。2/3 的患者有淋巴结累及）比较了同步放、化疗±西妥昔单抗的疗效（化疗方案为紫杉醇+顺铂，放疗剂量为 50.4Gy）。中期结果显示，同步放、化疗联合西妥昔单抗并未改善 cCR 率及 1 年、2 年总生存率。对于不能耐受化疗且经济条件允许的患者，可考虑试用单纯放疗联合靶向治疗。

对于 HER2 过表达的晚期转移性腺癌，在化疗基础上加用曲妥珠单抗可提高疗效。另外，贝伐单抗联合多西他赛作为一线或二线治疗转移胃癌和食管癌的临床试验也正在进行中。

总之，放化疗方案及剂量还有待多中心随机对照的研究来确定。

参 考 文 献

[1] Hou DL, Shi GF, Gao XS, et al. Improved longitudinal length accuracy of gross tumor volume delineation with diffusion weighted magnetic resonance imaging for esophageal squamous cell carcinoma. Radiat Oncol, 2013, 8: 169.

[2] Cooper JS, Guo MD, Herskovic A, et al. Chemoradiotherapy of locally advanced esophageal cancer: long-

term follow-up of a prospective randomized trial （RTOG 85-01）. Radiation Therapy Oncology Group. JA-MA, 1999, 281: 1623-1627.

［3］Nishimura Y, Koike R, Ogawa K, et al. Clinical practice and outcome of radiotherapy for esophageal cancer between 1999 and 2003: the Japanese Radiation Oncology Study Group （JROSG） Survey. International Journal of Clinical Oncology, 2011, 17: 48-54.

［4］Pottgen C, Stuschke M. Radiotherapy versus surgery within multimodality protocols for esophageal cancer--a meta-analysis of the randomized trials. Cancer Treat Rev, 2012, 38: 599-604.

［5］D'Journo XB, Thomas PA. Current management of esophageal cancer. J Thorac Dis, 2014, 6 Suppl 2: S253-264.

［6］Markar S, Gronnier C, Duhamel A, et al. Salvage Surgery After Chemoradiotherapy in the Management of Esophageal Cancer: Is It a Viable Therapeutic Option? Journal of Clinical Oncology, 2015, 33: 3866-3873.

［7］Earlam R. An MRC prospective randomised trial of radiotherapy versus surgery for operable squamous cell carcinoma of the oesophagus. Ann R Coll Surg Engl, 1991, 73: 8-12.

［8］Chiu PW, Chan AC, Leung SF, et al. Multicenter prospective randomized trial comparing standard esophagectomy with chemoradiotherapy for treatment of squamous esophageal cancer: early results from the Chinese University Research Group for Esophageal Cancer （CURE）. J Gastrointest Surg, 2005, 9: 794-802.

［9］H. Carstens, M. A., S. Friesland, G. Adell, et al. A randomized trial of chemoradiotherapy versus surgery alone in patients with resectable esophageal cancer. Proc Am Soc Clin Oncol, 2007.

［10］Ariga H, Nemoto K, Miyazaki S, et al. Prospective comparison of surgery alone and chemoradiotherapy with selective surgery in resectable squamous cell carcinoma of the esophagus. Int J Radiat Oncol Biol Phys, 2009, 75: 348-356.

［11］Sun XD, Yu JM, Fan XL, et al. Randomized clinical study of surgery versus radiotherapy alone in the treatment of resectable esophageal cancer in the chest. Zhonghua Zhong Liu Za Zhi, 2006, 28: 784-787.

［12］Stahl M, Stuschke M, Lehmann N, et al. Chemoradiation with and without surgery in patients with locally advanced squamous cell carcinoma of the esophagus. J Clin Oncol, 2005, 23: 2310-2317.

［13］M. Stahl, H. W., N. Lehmann, M. Stuschke German Oesophageal Cancer Study Group Kliniken Essen-Mitte, Essen, Germany; University of Duisburg-Essen, Essen, Germany, Long-term results of a phase III study investigating chemoradiation with and without surgery in locally advanced squamous cell carcinoma （LA-SCC） of the esophagus. Proc Am Soc Clin Oncol, 2008, 26 （15S） （May 20 Supplement）: 4530.

［14］Bedenne L, Michel P, Bouche O, et al. Chemoradiation followed by surgery compared with chemoradiation alone in squamous cancer of the esophagus: FFCD 9102. J Clin Oncol, 2007, 25: 1160-1168.

［15］J. R. Gray, J. D. Hainsworth, A. A. Meluch, et al, Concurrent paclitaxel/carboplatin/infusional 5-FU/radiation therapy （RT） with or without subsequent esophageal resection in patients with localized esophageal cancer: A Minnie Pearl Cancer Research Network trial. Proc Am Soc Clin Oncol, 2005, 23 （16S） （June 1 Supplement）: 4018.

［16］Brijbassie A, Shami VM. Esophageal cancer: ultrasonography. Gastroenterol Clin North Am, 2009, 38: 93-104, viii.

［17］Zhong X, Yu J, Zhang B, et al. Using 18F-fluorodeoxyglucose positron emission tomography to estimate the length of gross tumor in patients with squamous cell carcinoma of the esophagus. Int J Radiat Oncol Biol

Phys，2009，73：136-141.

［18］Hong R，Halama J，Bova D，et al. Correlation of PET standard uptake value and CT window-level thresholds for target delineation in CT-based radiation treatment planning. Int J Radiat Oncol Biol Phys，2007，67：720-726.

［19］汪宁，张晓鹏，唐磊，等. 食管肿瘤扩散加权成像序列参数优化及相关影像病理对照研究. 中国医学影像技术，2005，21：1826-1829.

［20］Kajiyama Y，Tsurumaru M，Iwanuma Y，et al. Controversies in esophageal cancer surgery. Gan To Kagaku Ryoho，2003，30：1225-1229.

［21］Mizowaki T，Nishimura Y，Shimada Y，et al. Optimal size criteria of malignant lymph nodes in the treatment planning of radiotherapy for esophageal cancer：evaluation by computed tomography and magnetic resonance imaging. Int J Radiat Oncol Biol Phys，1996，36：1091-1098.

［22］Peters TT，Castelijns JA，Ljumanovic R，et al. Diagnostic value of CT and MRI in the detection of paratracheal lymph node metastasis. Oral Oncol，2012，48：450-455.

［23］Ampil FL，Caldito G，Li BD，Pelser R. Computed tomographic staging of esophageal cancer and prognosis. Radiat Med，2001，19：127-129.

［24］王军，张献波，韩春，等. 胸段食管癌淋巴结转移诊断方法的研究. 肿瘤防治研究，2008，35：218-221.

［25］Gao XS，Qiao X，Wu F，et al. Pathological analysis of clinical target volume margin for radiotherapy in patients with esophageal and gastroesophageal junction carcinoma. Int J Radiat Oncol Biol Phys，2007，67：389-396.

［26］Zhao K-l，Ma J-b，Liu G，et al. Three-dimensional conformal radiation therapy for esophageal squamous cell carcinoma：is elective nodal irradiation necessary? International Journal of Radiation Oncology * Biology * Physics，2010，76：446-451.

［27］Button MR，Morgan CA，Croydon ES，et al. Study to determine adequate margins in radiotherapy planning for esophageal carcinoma by detailing patterns of recurrence after definitive chemoradiotherapy. International Journal of Radiation Oncology * Biology * Physics，2009，73：818-823.

［28］Ma J-B，Song Y-P，Yu J-M，et al. Feasibility of involved-dield conformal radiotherapy for cervical and upper-thoracic esophageal cancer. Onkologie，2011，34：599-604.

［29］李曼，乔学英，周志国，等. 胸段食管癌三维适形放疗临床靶体积前瞻性随机临床研究. 中国肿瘤临床，2012：1294-1298.

［30］Lorchel F，Dumas JL，Noel A，et al. Esophageal cancer：determination of internal target volume for conformal radiotherapy. Radiother Oncol，2006，80：327-332.

［31］Dieleman EM，Senan S，Vincent A，et al. Four-dimensional computed tomographic analysis of esophageal mobility during normal respiration. Int J Radiat Oncol Biol Phys，2007，67：775-780.

［32］Cohen RJ，Paskalev K，Litwin S，et al. Esophageal motion during radiotherapy：quantification and margin implications. Dis Esophagus，2010，23：473-479.

［33］Yamashita H，Kida S，Sakumi A，et al. Four-dimensional measurement of the displacement of internal fiducial markers during 320-multislice computed tomography scanning of thoracic esophageal cancer. Int J Radiat Oncol Biol Phys，2011，79：588-595.

［34］Minsky BD，Pajak TF，Ginsberg RJ，et al. INT 0123（Radiation Therapy Oncology Group 94-05）phase Ⅲ trial of combined-modality therapy for esophageal cancer：high-dose versus standard-dose radiation therapy. J Clin Oncol，2002，20：1167-1174.

[35] 蔺强，高献书，乔学英，等. 食管癌同期放化疗 PF 方案剂量递增试验. 中华放射肿瘤学杂志，2006，15：301-304.

[36] 孙明霞，李洪振，高献书，等. 顺铂和洛铂与放射联合对小鼠肺癌移植瘤生长的影响. 中华放射肿瘤学杂志，2011，20：351-354.

三、术前放化疗

要点

- 术前放化疗可作为非颈段局部进展期食管癌的首选治疗方式，其生存结果较单纯手术及根治性同步放化疗高。
- 对于部分经术前放化疗后无肿瘤残余者可考虑观察。但目前尚无可靠的方法判断术前放化疗后肿瘤是否残存。
- 靶区勾画同根治性同步放化疗。
- 放疗剂量
  常规分割照射：41.4~50.4Gy，1.8~2Gy/f，5f/w。
- 化疗方案：参考根治性放化疗方案。
- 术前放化疗后 4~8 周进行手术。

要点详解

1. 术前放化疗可作为非颈段局部进展期食管癌的首选治疗方式

研究显示，食管癌术前放化疗的长期生存将近 50%[1]。虽然同步放化疗与手术的生存结果相同，但只在 30% 左右，并且同步放化疗后局部复发率较高（40%~60%）[2-5]。术前放化疗明显降低了局部复发率，提高了总生存率[1,6]，因此被认为是局部进展期食管癌的最佳治疗模式。

术前放化疗可通过提高手术完全切除率、肿瘤局部控制率而使患者获益。2011 年发表于柳叶刀杂志的包含 13 个随机对照研究（1932 例患者）的荟萃分析[6]中，术前放化疗与手术的生存率风险比为 0.78，2 年绝对生存获益为 8.7%，且分层分析结果显示术前放化疗对鳞癌、腺癌均有益。治疗相关死亡方面，术前放化疗与术前化疗均未明确增加术后 30 天内或院内死亡风险。

CROSS 研究[1]于 2012 年发表于新英格兰杂志，术前放化疗与单纯手术的 5 年生存率分别为 47% 和 34%，两组术后并发症及院内死亡无差别。鳞癌患者 pCR 率（病理完全缓解率，具体见表 1）及 5 年生存率更高。随后，CROSS 研究于 2014 年更新了关于复发模式的随访数据，中位随访 45 个月，术前放化疗局部复发率明显低于手术[7]。2015 年 CROSS 研究结果再次于新英格兰杂志更新，术前放化疗组中位总生存期为 48.6 个月，单纯手术组为 24 个月。同样鳞癌患者获益更加明显[8]。

表1 CROSS 研究术前放化疗后 pCR 率

病理类型	鳞癌	腺癌	全部
pCR 率	49%（18/37）	23%（28/121）	29%（47/158）

FFCD9901 研究[9]也在近期公布了最终结果，术前放化疗虽改善了局部复发率，但未提高 R0 切除率及总生存率。然而，该研究入组患者期别早，涉及 30 个中心而例数较少，未显示出早期食管癌，尤其是鳞癌对术前放化疗的受益也在情理之中。

此外，国内也开展了术前放化疗的研究：中山大学肿瘤医院 NEOCRTEC 5010 项目"术前放化疗并手术与单纯手术治疗局部晚期食管鳞癌的多中心随机对照研究"（注册号：ChiCTR-TRC-08000133）。该研究于 2016 年 ESMO 会议上展示了初步分析结果：术前放化疗的近期疗效确切，pCR 为 43.2%，术前放化疗组与手术组的 R0 切除率分别是98.4% 和 91.2%（$P = 0.002$）；3 年总生存率分别为 69.6% vs. 62.4%（$P = 0.035$），HR 0.71（95%CI 0.52~0.98）。术前放化疗并没有增加试验组的围术期并发症发生率。我国台北医科大学发表在 Cancer 杂志的文章回顾性分析了中国台湾 3123 例食管鳞癌分别接受根治性放化疗、术前放疗和术前放化疗疗效，结果显示新辅助放化疗+手术能够提高胸部食管鳞癌患者的生存期，特别是 AJCC 分期较晚的患者[10]关于术前放化疗后省略手术的研究是目前的热点，如 RTOG 0246 及荷兰 Erasmus MC-Univesity Medical Center 系列研究等。

各项数据似乎显示出术前放化疗的优势，但在放化疗方案、剂量上各医疗机构尚无统一标准。加上东西方种族差异，病理类型，对放化疗范围、剂量的耐受各不相同，选择合适的患者进行新辅助治疗以及如何预测放化疗敏感的患者可能成为术前放化疗未来的研究方向。

2. 术前放化疗的靶区及剂量

目前关于术前放化疗的研究中，靶区和放疗剂量不统一，化疗多为 PF 方案，但近年来 CROSS 研究中紫杉醇加卡铂方案值得关注。综合相关研究结果，可参考以下方案：

（1）放疗靶区：参考根治性同步放化疗的放疗靶区。

（2）放疗剂量

常规分割照射：41.4~50.4Gy，1.8~2Gy/f。

参考美国 NCCN 指南，术前放化疗的放疗剂量与根治性同步放化疗的放疗剂量基本相同。

3. 化疗方案

综合各项术前放化疗研究，推荐以下方案，如不能耐受可适当减量：

紫杉醇+卡铂，每周方案

紫杉醇 50mg/m²，第 1 天。

　　卡铂 AUC＝2mg/（ml·min），第 1 天。

　　连用 5 周。

　　如果因为紫杉醇过敏或其他原因而选择顺铂加氟尿嘧啶（PF）方案，建议给予中国患者的 MTD：DDP 52.5mg/m^2，d1，5-FU 700mg/m^2，d1～d5，每 28d 重复，放疗同期给予 2 个周期化疗[11]。也可参考国内中山大学肿瘤医院术前放化疗研究方案：长春瑞滨 25mg/m^2，第 d1、d8、d22、d29，iv，DDP 75mg/m^2，d1、d22，iv（或 DDP 25mg/m^2，d1-4），3 周为 1 周期，共 2 周期。

参 考 文 献

［1］van Hagen P，Hulshof MC，van Lanschot JJ，et al. Preoperative chemoradiotherapy for esophageal or junctional cancer. N Engl J Med，2012，366：2074-2084.

［2］Bedenne L，Michel P，Bouche O，et al. Chemoradiation followed by surgery compared with chemoradiation alone in squamous cancer of the esophagus：FFCD 9102. J Clin Oncol，2007，25：1160-1168.

［3］Stahl M，Stuschke M，Lehmann N，et al. Chemoradiation with and without surgery in patients with locally advanced squamous cell carcinoma of the esophagus. J Clin Oncol，2005，23：2310-2317.

［4］Minsky BD，Pajak TF，Ginsberg RJ，et al. INT 0123（Radiation Therapy Oncology Group 94-05）phase Ⅲ trial of combined-modality therapy for esophageal cancer：high-dose versus standard-dose radiation therapy. J Clin Oncol，2002，20：1167-1174.

［5］Cooper JS，Guo MD，Herskovic A，et al. Chemoradiotherapy of locally advanced esophageal cancer：long-term follow-up of a prospective randomized trial（RTOG 85-01）. Radiation Therapy Oncology Group. Jama，1999，281：1623-1627.

［6］Sjoquist KM，Burmeister BH，Smithers BM，et al. Survival after neoadjuvant chemotherapy or chemoradiotherapy for resectable oesophageal carcinoma：an updated meta-analysis. The Lancet Oncology，2011，12：681-692.

［7］Oppedijk V，van der Gaast A，van Lanschot JJB，et al. Patterns of recurrence after surgery alone versus preoperative chemoradiotherapy and surgery in the CROSS trials. Journal of Clinical Oncology，2014，32：385-391.

［8］Shapiro J，van Lanschot JJB，Hulshof MCCM，et al. Neoadjuvant chemoradiotherapy plus surgery versus surgery alone for oesophageal or junctional cancer（CROSS）：long-term results of a randomised controlled trial. The Lancet Oncology，2015，16：1090-1098.

［9］Mariette C，Dahan L，Mornex F，et al. Surgery alone versus chemoradiotherapy followed by surgery for stage I and II esophageal cancer：final analysis of randomized controlled phase Ⅲ trial FFCD 9901. J Clin Oncol，2014，32：2416-2422.

［10］Yen YC，Chang JH，Lin WC，et al. Effectiveness of esophagectomy in patients with thoracic esophageal squamous cell carcinoma receiving definitive radiotherapy or concurrent chemoradiotherapy through intensity-modulated radiation therapy techniques. Cancer，2017.

［11］蔺强，高献书，乔学英，等. 食管癌同期放化疗 PF 方案剂量递增试验. 中华放射肿瘤学杂志，2006，15：301-304.

四、术后放疗

要点

- 治疗原则
  - ➢ R1、R2（切缘阳性）者推荐术后同步放化疗。
  - ➢ R0 切除者，pT4 任何 N，或任何 T 伴术后淋巴结阳性，术后辅助放疗价值较大，其中术后淋巴结转移数目也是重要参考指标。
  - ➢ 术后伴淋巴结阳性者同步放化疗比单纯放疗价值大。
- 靶区勾画
  - ➢ GTV：未达 R0 切除的患者，GTV 应包括残存病灶或（和）残存肿大淋巴结以及切缘不净的残端，根据术中所见和标记并结合影像学所见进行勾画。
  - ➢ CTV：达 R0 切除的患者，应包括瘤床及相应的高危淋巴引流区。胸段食管癌，特别是上、中段癌应包括下颈及锁骨上、上中纵隔淋巴结引流区，下段癌包括贲门旁、胃左及腹腔干淋巴结引流区。
  - ➢ PTV：应依据各自医疗机构的 IGRT 数据，CTV 外扩 5~10mm。
- 放疗剂量
  推荐方案为 95%PTV50Gy/25f/5w；残存病灶或近切缘瘤床 60Gy/30f/6w。

要点详解

1. 治疗原则

（1）食管癌姑息术后放疗：食管癌姑息手术指外科医生在肉眼未切净和病理检查时显微镜下可见肿瘤残存。对于姑息术后的患者，采取术后放化疗能取得较好的效果。Fok 等[1]报道了 70 例食管癌姑息性手术患者，随机分为加放疗组和观察组，结果显示放疗组较观察组明显降低了局部失败率（20%和 46%，$P = 0.04$）。美国 NCCN 指南中强烈推荐 R1-2 切除术后的食管癌患者行同步放化疗。

（2）食管癌根治术后放疗：对于食管癌术后 T4 期、任何 N，或任何 T 伴术后淋巴结阳性，术后辅助放疗价值较大，其中术后淋巴结转移数目也是重要参考指标。

根治术后预防性放射治疗目前国内外尚没有肯定的结论。食管癌术后局部复发是食管癌术后失败的主要方式。文献报道，食管癌根治术后 2 年复发率高达 50%[2]，复发后 2 年生存率不足 15%[3]。局部区域淋巴结复发是最主要失败模式，食管癌术后局部复发病例中局部区域淋巴结复发高达 94%[4]。影响食管癌术后复发的因素很多，其中临床分期是最主要的影响因素，随着肿瘤侵犯程度加深，复发率逐渐升高[5,6]。此外，食管癌术后淋巴结阳性患者的复发率显著高于淋巴结阴性患者（78%对 28.9%，$P<0.001$）[5]，术后淋巴结转移数目对食管癌术后复发也有一定关系，随着淋巴结转移个数增多，术后复

发率明显增高[5,7]。综上所述，食管癌术后随着 T 分期越晚、淋巴结阳性或淋巴结转移个数的增多，术后局部复发率明显增高，进一步影响生存率。

放射治疗是食管癌根治术后重要的辅助治疗手段之一，可通过杀死手术切除后残留于纵隔中的微小病灶以及淋巴引流区内的亚临床病灶，从而减少复发机会，提高生存率。早在 1969 年，食管癌术后放疗首次被提出[8]。早期回顾性分析研究结果显示术后辅助治疗可降低局部复发[9,10]。但以上研究均基于常规放疗，随着适形放疗和调强放疗等精确放疗技术广泛应用于临床，食管癌根治术后预防性放射治疗是否能降低复发率，提高局部控制率，进一步提高生存率，目前观点不一。

近 10 几年来，国内外学者进行了更为详尽的相关报道。大宗的回顾性研究显示Ⅲ期食管癌患者可以从术后放疗中获益[11-13]。肖泽芬等[14]的研究和其他研究[15,16]均显示，对于淋巴结阳性患者，尤其是淋巴结转移个数≥3 个的患者，术后放疗或同期放化疗能提高生存率。但对于ⅡB 期（T1-2N1M0）患者，术后放疗与单纯手术相比未见生存获益[13]。对于食管癌 T3N0M0 术后是否需辅助放疗目前无统一意见，有研究显示术后放疗未改善生存[11,14]，而有些研究显示有一定的潜在价值[12,17,18]，是否还需要辅助放疗仍需更多的临床试验进一步验证。

（3）术后放化疗：食管癌术后辅助化疗的研究报道相对较少，结果也不尽相同，目前术后辅助化疗多采用氟尿嘧啶类及含铂类药物方案。研究显示，术后辅助化疗对于局部晚期食管癌或 N1 期食管癌患者，可显著提高无进展生存率[19,20]，但总生存率无明显提高[19]。而国内两项 Mata 分析结果也有所不一致[21,22]。目前的研究结果显示，单纯术后辅助化疗未能给食管癌术后患者带来显著生存获益，可能在一些特定亚组患者中有生存获益。

有关食管癌术后同步放化疗尚缺乏大规模的随机对照研究，仅有少数小样本的随机对照研究和前瞻性研究。一项前瞻性研究中，术后同步放化疗组 31 例，单纯手术组 52 例，术后同步放化疗组的中位无复发生存时间明显延长（22 个月对 10 个月，P=0.02），中位总生存时间亦延长（28 个月对 15 个月，P=0.05）[23]。而国内一项回顾性研究纳入 304 例食管鳞癌术后淋巴结阳性患者，分为术后单纯放疗组和术后同步放化疗组，化疗采用紫杉醇和顺铂方案，结果显示同期放化疗提高了 5 年生存率（47.7%对 38.6%，P=0.03），还能显著降低远处转移率[24]。因此期待更多的大型临床试验进一步证实食管癌术后同步放化疗的价值以及确定获益人群。

2. 靶区勾画

（1）GTV：对于术后未能达到 R0 切除的患者，GTV 应该包括残存病灶和（或）残存肿大淋巴结以及切缘不净的残端。根据术中所见和标记，结合影像学检查如强化 CT、MRI 及 PET/CT 等进行勾画。

（2）CTV：食管癌术后放疗范围存在争议，目前文献报道中主要有以下几种照射范围。①双侧锁骨上区、全纵隔、胃左淋巴结区[25]；②双侧锁骨上区及全纵隔[26]；③仅瘤床照射[1]；④瘤床上下外扩 5~8cm，水平外扩 2cm 不预防照射锁骨上区[27]；⑤T 形野照射包括双侧锁骨上区、上纵隔[9]。在设计术后照射范围时主要考虑以下因素：不同段食管癌淋巴结转移规律和高转移发生部位、手术清扫范围及彻底性以及术后高复发部位。尽管多项研究发现，食管鳞癌淋巴结有跳跃性转移的特点[28-30]，但术后淋巴结复发部位主要为锁骨上和纵隔淋巴结引流区[14,29,31]。目前有关照射野范围的研究提示，适当缩小照射范围并未降低生存率，且在一定程度上降低了副反应的发生[29,32]，未照射胃左及腹腔淋巴结，并未增加腹腔淋巴结失败的概率[29]。

（3）PTV（planning target volume）：外扩距离应依据各自医疗机构的 IGRT 数据，一般 CTV 外扩 5~10mm 定义为 PTV，GTV 基础上外扩 5mm 定义为 PGTV。

3. 放疗剂量

文献报道中食管癌术后放疗开始时间在术后 3~6 周不等，大多数在术后 4 周开始，文献报道中所给予 PTV 的放疗剂量 45~60Gy，单次剂量 1.8~2.0Gy/f，多数为 PTV 50Gy/25f/5w；残存病灶或近切缘瘤床 60Gy/30f/6w。

参 考 文 献

［1］Fok M, Sham JS, Choy D, et al. Postoperative radiotherapy for carcinoma of the esophagus：a prospective, randomized controlled study. Surgery, 1993, 113（2）：138-147.

［2］Mariette C, Balon JM, Piessen G, et al. Pattern of recurrence following complete resection of esophageal carcinoma and factors predictive of recurrent disease. Cancer, 2003, 97（7）：1616-1623.

［3］Hsu PK, Wang BY, Huang CS, et al. Prognostic factors for post-recurrence survival in esophageal squamous cell carcinoma patients with recurrence after resection. J Gastrointest Surg, 2011, 15（4）：558-565.

［4］Li CL, Zhang FL, Wang YD, et al. Characteristics of recurrence after radical esophagectomy with two-field lymph node dissection for thoracic esophageal cancer. Oncol Lett, 2013, 5（1）：355-359.

［5］Visbal AL, Allen MS, Miller DL, et al. Ivor Lewis esophagogastrectomy for esophageal cancer. Ann Thorac Surg, 2001, 71（6）：1803-1808.

［6］Nakagawa S, Kanda T, Kosugi S, et al. Recurrence pattern of squamous cell carcinoma of the thoracic esophagus after extended radical esophagectomy with three-field lymphadenectomy. J Am Coll Surg, 2004, 198（2）：205-211.

［7］Bhansali MS, Fujita H, Kakegawa T, et al. Pattern of recurrence after extended radical esophagectomy with three-field lymph node dissection for squamous cell carcinoma in the thoracic esophagus. World J Surg, 1997, 21（3）：275-281.

［8］Skillman JJ, Bushnell LS, Goldman H, et al. Respiratory failure, hypotension, sepsis, and jaundice. A clinical syndrome associated with lethal hemorrhage from acute stress ulceration of the stomach. Am J Surg, 1969, 117（4）：523-530.

［9］Nishimura Y, Ono K, Imamura M, et al. Postoperative radiation therapy for esophageal cancer Radiat Med, 1989, 7（2）：88-94.

［10］Yamamoto M, Yamashita T, Matsubara T, et al. Reevaluation of postoperative radiotherapy for thoracic esophageal carcinoma. Int J Radiat Oncol Biol Phys, 1997, 37（1）：75-78.

［11］Xiao ZF, Yang ZY, Liang J, et al. Value of radiotherapy after radical surgery for esophageal carcinoma：

a report of 495 patients. Ann Thorac Surg, 2003, 75（2）: 331-336.

[12] Schreiber D, Rineer J, Vongtama D, et al. Impact of postoperative radiation after esophagectomy for esophageal cancer. J Thorac Oncol, 2010, 5（2）: 244-250.

[13] Xu Y, Liu J, Du X, et al. Prognostic impact of postoperative radiation in patients undergoing radical esophagectomy for pathologic lymph node positive esophageal cancer. Radiat Oncol, 2013, 8: 116.

[14] Xiao ZF, Yang ZY, Miao YJ, et al. Influence of number of metastatic lymph nodes on survival of curative resected thoracic esophageal cancer patients and value of radiotherapy: report of 549 cases. Int J Radiat Oncol Biol Phys, 2005, 62（1）: 82-90.

[15] Chen J, Pan J, Zheng X, et al. Number and location of positive nodes, postoperative radiotherapy, and survival after esophagectomy with three-field lymph node dissection for thoracic esophageal squamous cell carcinoma. Int J Radiat Oncol Biol Phys, 2012, 82（1）: 475-482.

[16] Hsu PK, Huang CS, Wang BY, et al. Survival benefits of postoperative chemoradiation for lymph node-positive esophageal squamous cell carcinoma. Ann Thorac Surg, 2014, 97（5）: 1734-1741.

[17] Worni M, Martin J, Gloor B, et al. Does surgery improve outcomes for esophageal squamous cell carcinoma? An analysis using the surveillance epidemiology and end results registry from 1998 to 2008. J Am Coll Surg, 2012, 215（5）: 643-651.

[18] 刘晓, 章文成, 于舒飞, 等. T2-3N0M0 期食管癌 R0 术后失败模式分析——术后放疗潜在价值与意义. 中华放射肿瘤学杂志, 2015, 24（1）: 19-24.

[19] Ando N, Iizuka T, Ide H, et al. Surgery plus chemotherapy compared with surgery alone for localized squamous cell carcinoma of the thoracic esophagus: a Japan Clinical Oncology Group Study-JCOG9204. J Clin Oncol, 2003, 21（24）: 4592-4596.

[20] Lee J, Lee KE, Im YH, et al. Adjuvant chemotherapy with 5-fluorouracil and cisplatin in lymph node-positive thoracic esophageal squamous cell carcinoma Ann Thorac Surg, 2005, 80（4）: 1170-1175.

[21] Zhang J, Chen HQ, Zhang YW, et al. Adjuvant chemotherapy in oesophageal cancer: a meta-analysis and experience from the Shanghai Cancer Hospital. J Int Med Res, 2008, 36（5）: 875-882.

[22] 黄伟钊, 傅剑华, 胡祎, 等. 食管癌术后辅助化疗价值的 Meta 分析. 癌症, 2006, 25（10）: 1303-1306.

[23] Rice TW, Adelstein DJ, Chidel MA, et al. Benefit of postoperative adjuvant chemoradiotherapy in locoregionally advanced esophageal carcinoma. J Thorac Cardiovasc Surg, 2003, 126（5）: 1590-1596.

[24] Chen J, Pan J, Liu J, et al. Postoperative radiation therapy with or without concurrent chemotherapy for node-positive thoracic esophageal squamous cell carcinoma. Int J Radiat Oncol Biol Phys, 2013, 86（4）: 671-677.

[25] Cai WJ, Xin PL. Pattern of relapse in surgical treated patients with thoracic esophageal squamous cell carcinoma and its possible impact on target delineation for postoperative radiotherapy Radiother Oncol, 2010, 96（1）: 104-107.

[26] Teniere P, Hay JM, Fingerhut A, et al. Postoperative radiation therapy does not increase survival after curative resection for squamous cell carcinoma of the middle and lower esophagus as shown by a multicenter controlled trial. French University Association for Surgical Research Surg Gynecol Obstet, 1991, 173（2）: 123-130.

[27] Bedard EL, Inculet RI, Malthaner RA, et al. The role of surgery and postoperative chemoradiation therapy in patients with lymph node positive esophageal carcinoma. Cancer, 2001, 91（12）: 2423-2430.

［28］Tachibana M，Kinugasa S，Shibakita M，et al. Surgical treatment of superficial esophageal cancer. Langenbecks Arch Surg，2006，391（4）：304-321.

［29］Chen J，Liu S，Pan J，et al. The pattern and prevalence of lymphatic spread in thoracic oesophageal squamous cell carcinoma. Eur J Cardiothorac Surg，2009，36（3）：480-486.

［30］Huang W，Li B，Gong H，et al. Pattern of lymph node metastases and its implication in radiotherapeutic clinical target volume in patients with thoracic esophageal squamous cell carcinoma：A report of 1077 cases. Radiother Oncol，2010，95（2）：229-233.

［31］Liu Q，Cai XW，Wu B，et al. Patterns of failure after radical surgery among patients with thoracic esophageal squamous cell carcinoma：implications for the clinical target volume design of postoperative radiotherapy. PLoS One，2014，9（5）：e97225.

［32］Qiao XY，Wang W，Zhou ZG，et al. Comparison of efficacy of regional and extensive clinical target volumes in postoperative radiotherapy for esophageal squamous cell carcinoma. Int J Radiat Oncol Biol Phys，2008，70（2）：396-402.

第 4 节　术后复发和晚期食管癌

要点

- 食管癌根治术后复发，术前未行放射治疗，PS 评分≤2 分，可行同期化放疗或单纯放射治疗。
- 晚期和转移性食管癌的放射治疗，可提高患者的生存质量。
- 食管癌穿孔患者行覆膜支架植入后放射治疗，生存期延长。
- 放疗以照射 GTV 为主，常规分割，剂量 40～70Gy，20～35f。

要点详解

1. 根治术后复发可选择放化疗等行根治性或姑息性治疗。

食管癌根治术后复发放射治疗可以使部分患者生存时间延长。积极放化疗联合治疗、放射治疗剂量≥60Gy 者预后好[1]。复发合并远处转移的联合放化疗患者，先行化疗较先行放疗生存有获益，放疗中位剂量 60Gy[2]。

2. 晚期或转移性食管癌放射治疗尚无高水平循证医学证据，放化疗可提高生存质量。

对于病理类型为鳞癌或腺癌分化型食管癌患者，依可手术食管癌 TNM 国际分期（AJCC/UICC 2009 年第 7 版），T4b、部分 N3 期患者或依 2009 年第五届全国食管癌放射治疗研讨会修订的非手术治疗食管癌 cTNM 分期[3]T4、部分 N2 期及Ⅳ期为晚期和转移性食管癌，其治疗尚无高水平循证医学证据，临床需结合患者体力状态评分等综合而定[4]。

同步放化疗能提高食管癌局部肿瘤的控制和减少远处转移，提高患者的生存率，部分患者降期后或可手术根治性切除[5,6]。化疗药物常以氟尿嘧啶类或紫杉类为基础联合铂类。

放射治疗对原发病变及转移灶引起的消化道和呼吸道梗阻、内脏痛、骨及软组织疼痛等有姑息治疗作用。有文献报道[7]对Ⅳb 期（转移性）食管癌患者进行姑息性放化疗，化疗方案为 5-氟尿嘧啶加顺铂 2 个周期，同步行剂量为 40Gy/20f 的放疗，患者进食状况明显改善，中位生存期为 308d，1 年生存率为 45%。

Ⅳ期（M1a-远处淋巴结转移，M1b-远处脏器血行转移）患者只适合姑息性放射治疗和（或）化学、靶向药物治疗，目的是减轻症状，提高生活质量，延长生存期[8,9]。KPS ≤60 分、ECOG≥3 分，不宜放、化疗，应行支持治疗。

3. 食管癌穿孔者行覆膜支架植入后放射治疗，生存期延长。

吞咽困难、食管不全梗阻可选择内镜下食管扩张/支架介入治疗、腔内近距离放疗、Nd：YAG 激光及光动力等姑息治疗方法[10]。外照射放疗联合覆膜金属支架缓解吞咽困难、延长生存和改善生活质量好于单纯的覆膜支架植入[11]。食管—气管瘘、食管穿孔可选择覆膜支架，植入覆膜支架后放射治疗，可延长穿孔患者的生存期，生存期可达 10 个月以上；出血可选择 Nd：YAG 激光、光动力等内镜治疗[12]。要重视患者的营养支持治疗，尤其是肠内营养，对于晚期或复发导致的梗阻，姑息性手术，如胃（空肠）造瘘术、食管胃转流吻合术、食管腔内置管术等都有利于肠内营养的实施。

4. 单纯放疗剂量为 40~70Gy，常规分割，以照射 GTV 为主。

参 考 文 献

[1] 孙晓江，许亚萍，季永领，等. 93 例食管癌根治术后局部复发预后因素分析. 中华放射医学与防护杂志，2010，30：333-335.

[2] 万欣，乔学英，王雅棣，等. 131 例食管鳞癌三维适形放疗预后因素分析. 中华放射肿瘤学杂志，2011，20：202-204.

[3] 中国非手术治疗食管癌临床分期专家小组. 非手术治疗食管癌的临床分期标准（草案）. 中华放射肿瘤学杂志，2010，19：179-180.

[4] 中国抗癌协会食管癌专业委员会. 食管癌规范化诊治指南. 北京：中国协和医科大学出版社 2011.

[5] Napier KJ, Scheerer M, Misra S. Esophageal cancer: A Review of epidemiology, pathogenesis, staging workup and treatment modalities. World J Gastrointest Oncol, 2014, 6：112-120.

[6] Rustgi AK, El-Serag HB. Esophageal carcinoma. N Engl J Med, 2014, 371：2499-2509.

[7] Ikeda E, Kojima T, Kaneko K, et al. Efficacy of concurrent chemoradiotherapy as a palliative treatment in stage IVB esophageal cancer patients with dysphagia. Jpn J Clin Oncol, 2011, 41：964-972.

[8] Homs MY, v d Gaast A, Siersema PD, et al. Chemotherapy for metastatic carcinoma of the esophagus and gastro-esophageal junction. Cochrane Database Syst Rev, 2006, Cd004063.

[9] Shah MA, Schwartz GK. Treatment of metastatic esophagus and gastric cancer. Semin Oncol, 2004, 31：

574-587.

[10] Pennathur A, Gibson MK, Jobe BA, et al. Oesophageal carcinoma. Lancet, 2013, 381: 400-412.

[11] Shin JH, Song HY, Kim JH, et al. Comparison of temporary and permanent stent placement with concurrent radiation therapy in patients with esophageal carcinoma. J Vasc Interv Radiol, 2005, 16: 67-74.

[12] Litle VR, Luketich JD, Christie NA, et al. Photodynamic therapy as palliation for esophageal cancer: experience in 215 patients. Ann Thorac Surg, 2003, 76: 1687-1692; discussion 1692-1683.

第7章

预后及治疗后随访

1. 预后

食管鳞癌预后较差，其总体 5 年生存率只有 15%~25%[1]。食管癌单独手术治疗后 5 年总生存率约为 17%~23%，手术联合辅助放化疗 5 年生存率为 18%~42%[1]。食管癌预后预测因子包括患者体力状态、肿瘤体积大小、TNM 分期以及肿瘤分化程度等。近期发现系统炎症评分（SIS）及血脂水平也与食管癌患者的生存期相关，可以作为其预后预测指标[2,3]。另外，研究发现，补充维生素 D 可以明显改善食管癌患者生存时间和生活质量[4]。

2. 治疗后的随访（表 7-1）

表 7-1　治疗后随访

肿瘤分期	随访推荐
Tis	1~2 年内进行上消化道内镜检查每 6 个月 1 次、3 年及之后每年 1 次；下一步检查根据肿瘤复发的诊断来决定；不再推荐行影像学检查
T1a	1 年内行上消化道内镜检查每 3~4 个月 1 次；2 年内每 4~6 个月 1 次；3 年及之后每年 1 次
T1b（任何 N）	2 年内进行上消化道内镜检查，每 6~12 个月 1 次、3 年及之后每年 1 次；3 年内进行影像学检查（PET/CT 或 CT 胸部/腹部）每 6~9 个月 1 次、3 年后进行影像学检查每年 1 次，至少 2 年。根据影像学结果选择是否行 EUS 及 FNA 检测
T2-T4，N0-N+，T4b（根治性放化疗者）	2 年内进行上消化道造影检查每 3~6 个月 1 次，根据造影结果选择是否追加内镜检查；3 年内进行影像学检查（PET/CT 或 CT 胸部/腹部）每 6 个月 1 次、3 年后进行影像学检查每年 1 次，至少 2 年
T2-T4，N0-N+，T4b（术前放化疗者）	推荐在 1 年内进行影像学检查（PET/CT 或 CT 胸部/腹部）每 4~6 个月 1 次、2 年及之后进行影像学检查每 6~9 个月 1 次；有症状随时就诊

参 考 文 献

［1］ Pennathur A，Gibson MK，Jobe BA，Luketich JD. Oesophageal carcinoma. Lancet（London，England）. 2013；381（9864）：400-12.

［2］ Chen P，Han L，Wang C，Jia Y，Song Q，Wang J，et al. Preoperative serum lipids as prognostic predictors in esophageal squamous cell carcinoma patients with esophagectomy. Oncotarget. 2017；8（25）：41605-19.

［3］ Han L，Song Q，Jia Y，Chen X，Wang C，Chen P，et al. The clinical significance of systemic inflammation score in esophageal squamous cell carcinoma. Tumour biology：the journal of the International Society for Oncodevelopmental Biology and Medicine. 2016；37（3）：3081-90.

［4］ Wang L，Wang C，Wang J，Huang X，Cheng Y. Longitudinal，observational study on associations between postoperative nutritional vitamin D supplementation and clinical outcomes in esophageal cancer patients undergoing esophagectomy. Scientific reports. 2016；6：38962.

附录　北京大学第一医院食管癌放射治疗 CBCT 图像配准标准操作

一、颈段食管癌放疗

（一）配准参考图像的准备

1. kV 准直器的设置

成像范围必须保证覆盖肿瘤靶区，建议 kV 准直器选择 M20（图 1）。

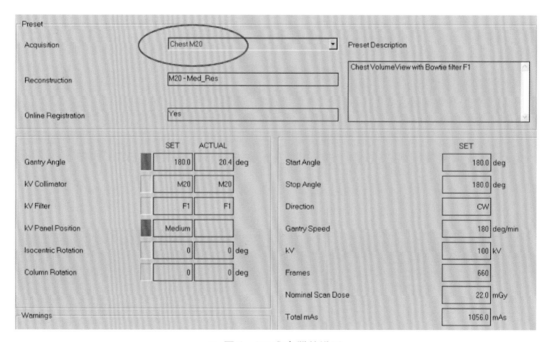

◆ 图 1　kV 准直器的设置

2. mA 值的初始设置

根据患者的体厚，选择尽量低的 mA 值（图 2）。

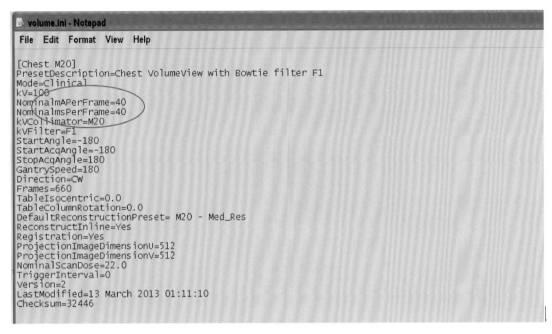

◆ 图 2　mA 值的初始设置

3. Clipbox 边界的设定

前端/后端边界、左端/右端边界以及上端/下端边界的设定，以确保 Clipbox 覆盖肿瘤靶区（图 3~图 5）。

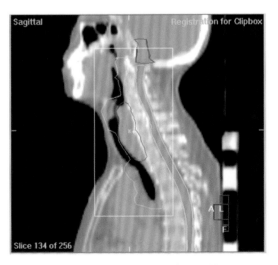

◆ 图 3　Clipbox 边界的设定（矢状面）

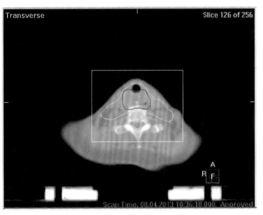

◆ 图 4　Clipbox 边界的设定（横断面）

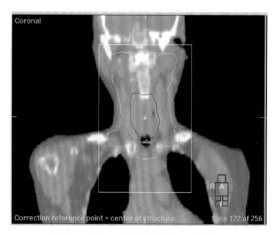

◆ 图5　Clipbox 边界的设定（冠状面）

4. 校准参考点的选择

选择食管癌靶区的中心作为校准参考点（图6）。

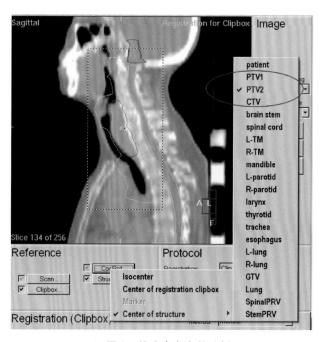

◆ 图6　校准参考点的选择

5. 初始自动配准模式的选择

选择初始自动配准模式为灰度配准（图7）。

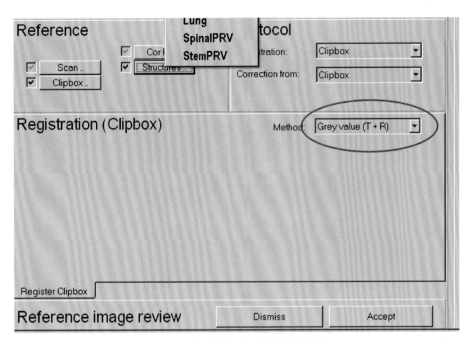

◆ 图 7　初始自动配准模式的选择

6. 图像显示模式的设置

将图像显示模式设置为 Cut（图 8）。

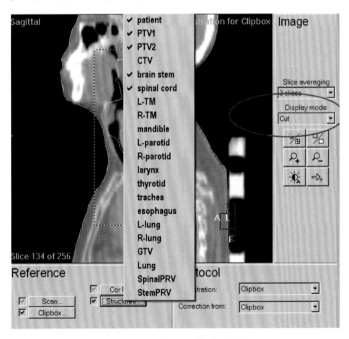

◆ 图 8　图像显示模式的设置

7. 显示结构轮廓的设置

（1）肿瘤靶区：包括 PTV 等；

（2）其他勾画的解剖结构：包括脊髓、脑干和身体外轮廓等（图9）。

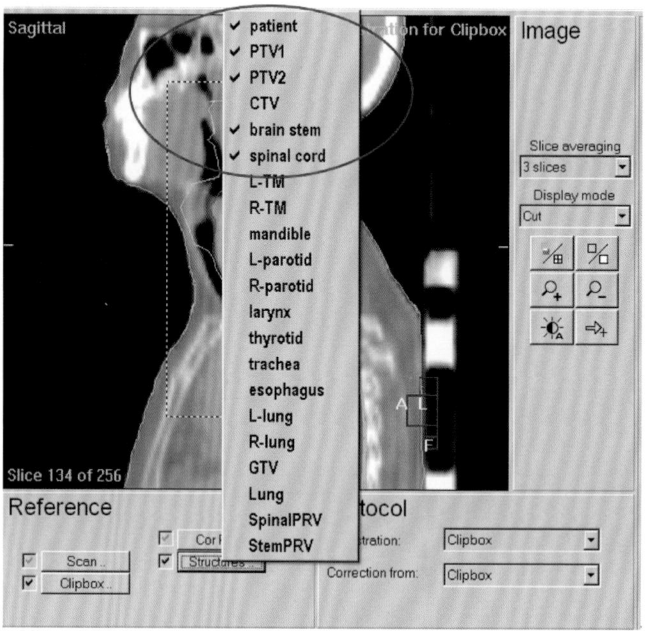

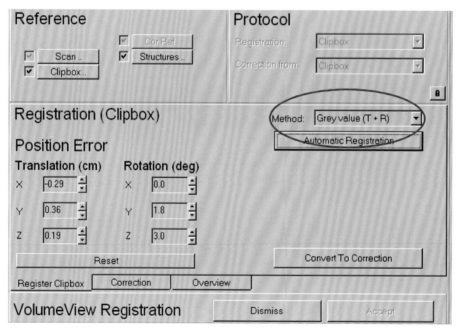

◆ 图9　显示结构轮廓的设置

（二）图像获取后的配准步骤

1. 初始自动配准

选择灰度配准模式行初始自动配准（图10）。

◆ 图10　初始自动配准的设置

2. 纠正旋转偏差

（1）如果旋转角度大于 2°，患者必须重新摆位并获取图像（图 11）。

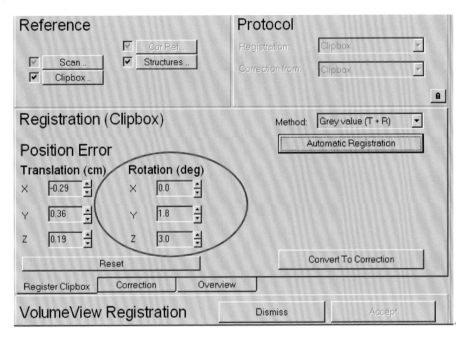

◆ **图 11** 纠正旋转偏差（旋转角度大于 2°的情况）

（2）所有小于 2°的角度必须归零（图 12）。

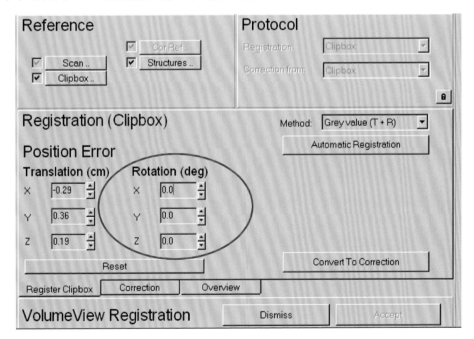

◆ **图 12** 纠正旋转偏差（旋转角度小于 2°的情况）

3. 配准调整

（1）手动将旋转角度归零后，在"Display mode"中保持"Cut"；在"Automatic Registration"中选择"Manual"；分别在横断面、矢状面和冠状面图像中手动配准肿瘤靶区（图13）。

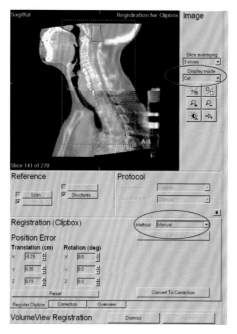

◆ 图13　配准调整的第一步操作

（2）在"Display mode"中保持"Cut"；在"Automatic Registration"中再次选择"Grey value"（图14）。

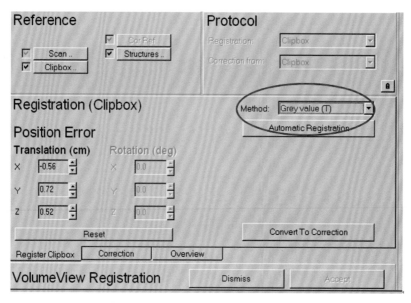

◆ 图14　配准调整的第二步操作

（3）检查所有 3 个方向的解剖平面图像，确保肿瘤靶区被包括在靶区轮廓线之内。如需要，再次进行人工调整（图 15 ~ 图 17）。

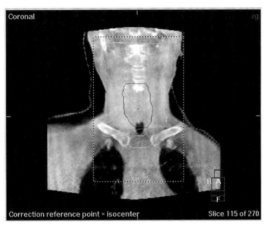

◆ 图 15　配准调整的第三步操作（冠状面）

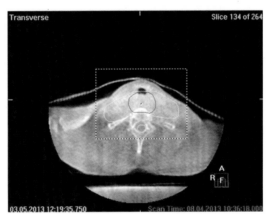

◆ 图 16　配准调整的第三步操作（横断面）

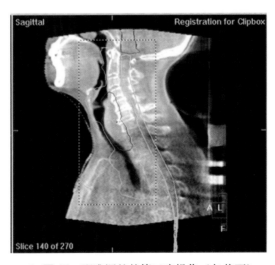

◆ 图 17　配准调整的第三步操作（矢状面）

4. 移床步骤

（1）在调整治疗床位移前，观察位移数值。

（2）如果位移≤1.0cm：可以执行位移。

（3）如果位移>1.0cm（图18）：①检查摆位是否准确，如果必要，再次获取图像；②如果不能减小位移的程度，征求主管医生的意见。

（4）如果可以合理地解释>1.0cm 的位移，必须做详细的记录。

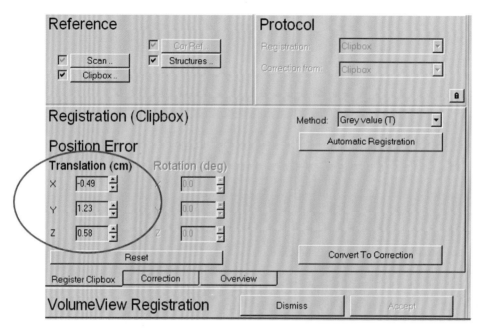

◆ 图18　治疗床位移大于 1.0cm 的情况

5. 调整治疗床的位置后，确认治疗信息，治疗患者并记录

（1）如果是第一次治疗，拍摄正面和右侧面的平片。

（2）治疗完成后，协助患者离开治疗床，并告知下次治疗时间和其他重要信息。

（3）确保所有治疗信息被记录。

二、 胸上段食管癌放疗

（一）配准参考图像的准备

1. kV 准直器的设置

成像范围必须保证覆盖肿瘤靶区，建议 kV 准直器选择 M20（图19）。

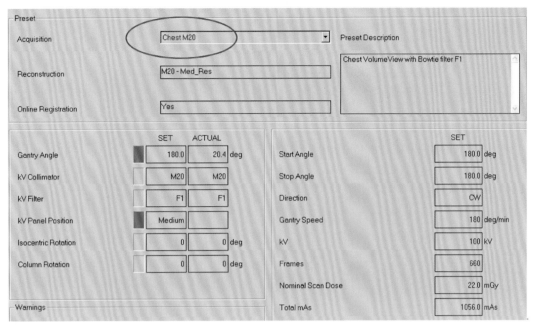

◆ **图 19** kV 准直器的设置

2. mA 值的初始设置

根据患者的体厚，选择尽量低的 mA 值（图 20）。

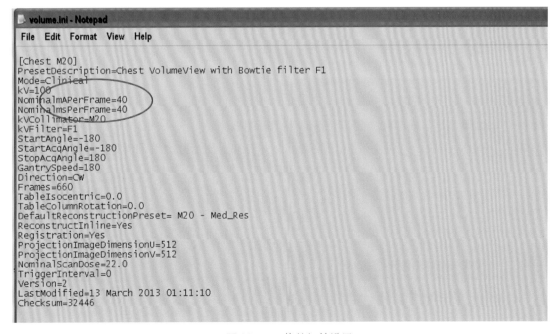

◆ **图 20** mA 值的初始设置

3. Clipbox 边界的设定

前端/后端边界、左端/右端边界以及上端/下端边界的设定，以确保 Clipbox 覆盖肿瘤靶区（图 21~图 23）。

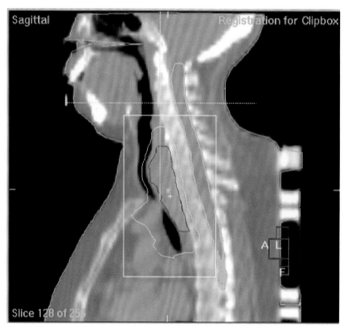

◆ 图 21　Clipbox 边界的设定（矢状面）

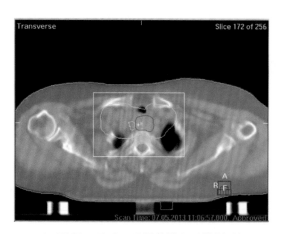

◆ 图 22　Clipbox 边界的设定（横断面）

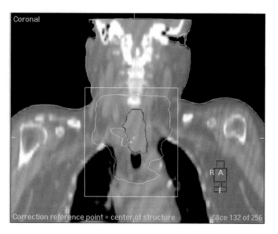

◆ 图 23　Clipbox 边界的设定（冠状面）

4. 校准参考点的选择

选择食管癌靶区的中心作为校准参考点（图 24）。

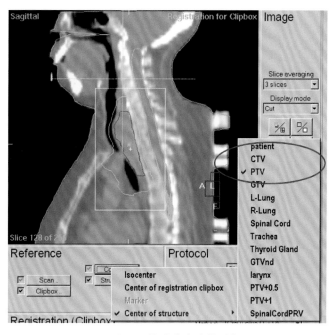

◆ 图 24　校准参考点的选择

5. 初始自动配准模式的选择

选择初始自动配准模式为灰度配准（图 25）。

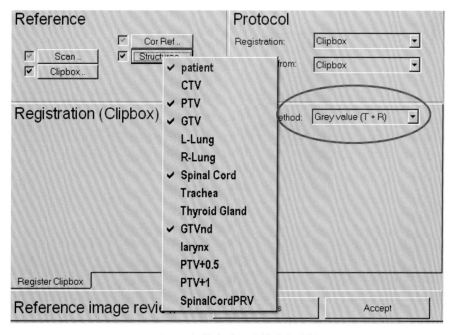

◆ 图 25　初始自动配准模式的选择

6. 图像显示模式的设置

将图像显示模式设置为 Cut（图 26）。

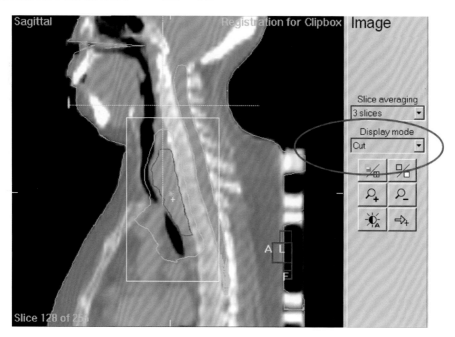

◆ 图 26　图像显示模式的设置

7. 显示结构轮廓的设置

（1）肿瘤靶区：包括 PTV 等。

（2）其他勾画的解剖结构：包括肺、气管、心脏、身体外轮廓等（图 27）。

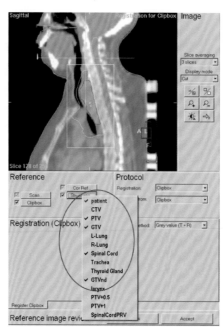

◆ 图 27　显示结构轮廓的设置

（二）图像获取后的配准步骤

1. 初始自动配准

选择灰度配准模式行初始自动配准（图 28）。

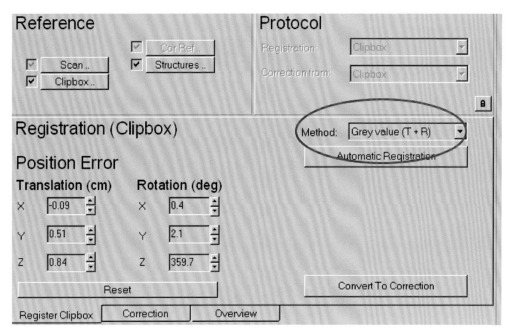

◆ **图 28** 初始自动配准的设置

2. 纠正旋转偏差

（1）如果旋转角度大于 2°，患者必须重新摆位并获取图像（图 29）。

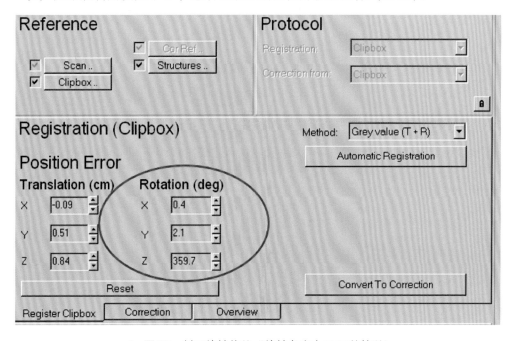

◆ **图 29** 纠正旋转偏差（旋转角度大于 2° 的情况）

（2）所有小于2°的角度必须归零（图30）。

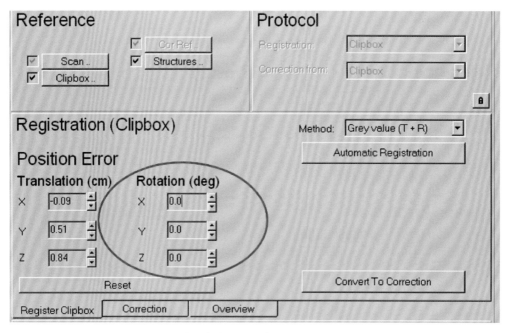

◆ 图30　纠正旋转偏差（旋转角度小于2°的情况）

3. 配准调整

（1）手动将旋转角度归零后，在"Display mode"中保持"Cut"；在"Automatic Registration"中选择"Manual"；分别在横断面、矢状面和冠状面图像中手动配准肿瘤靶区（图31）。

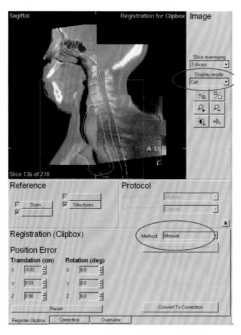

◆ 图31　配准调整的第一步操作

（2）在"Display mode"中保持"Cut"；在"Automatic Registration"中再次选择"Grey value"（图 32）。

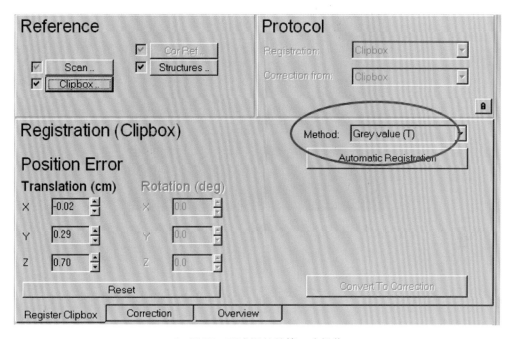

◆ **图 32** 配准调整的第二步操作

（3）检查所有 3 个方向的解剖平面图像，确保肿瘤靶区被包括在靶区轮廓线之内。如需要，再次进行人工调整（图 33~图 35）。

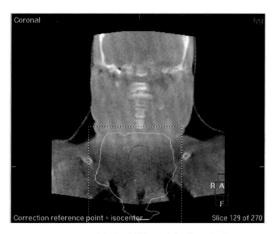 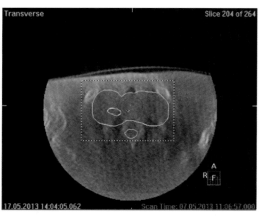

◆ **图 33** 配准调整的第三步操作（冠状面）   ◆ **图 34** 配准调整的第三步操作（横断面）

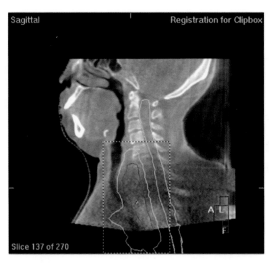

◆ 图 35　配准调整的第三步操作（矢状面）

4. 移床步骤

（1）在调整治疗床位移前，观察位移数值。

（2）如果位移≤1.0cm：可以执行位移。

（3）如果位移>1.0cm（图 36）：①检查摆位是否准确，如果必要，再次获取图像；②如果不能减小位移的程度，征求主管医生的意见。

（4）如果可以合理地解释>1.0cm 的位移，必须做详细的记录。

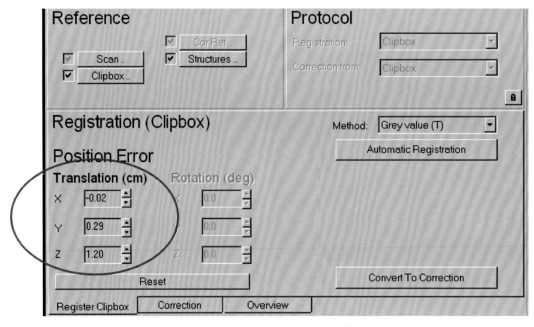

◆ 图 36　治疗床位移大于 1.0cm 的情况

5. 调整治疗床的位置后，确认治疗信息，治疗患者并记录

（1） 如果是第一次治疗，拍摄正面和右侧面的平片。

（2） 治疗完成后，协助患者离开治疗床，并告知下次治疗时间和其他重要信息。

（3） 确保所有治疗信息被记录。

三、 胸中下段食管癌放疗

（一）配准参考图像的准备

1. kV 准直器的设置

成像范围必须保证覆盖肿瘤靶区，建议 kV 准直器选择 M20（图 37）。

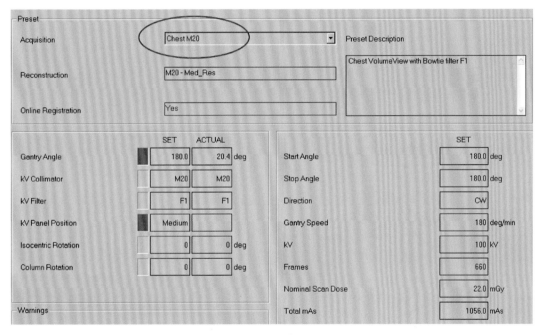

◆ **图 37** kV 准直器的设置

2. mA 值的初始设置

根据患者的体厚，选择尽量低的 mA 值（图 38）。

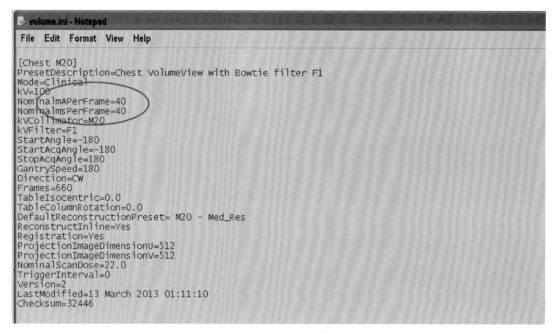

◆ 图 38　mA 值的初始设置

3. Clipbox 边界的设定

前端/后端边界、左端/右端边界以及上端/下端边界的设定，以确保 Clipbox 覆盖肿瘤靶区（图 39~图 41）。

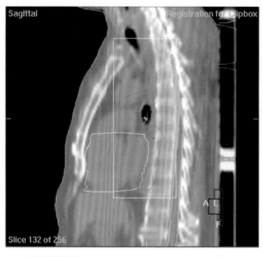

◆ 图 39　Clipbox 边界的设定（矢状面）

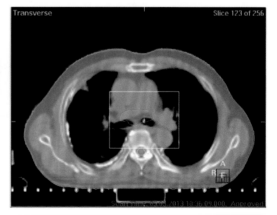

◆ 图 40　Clipbox 边界的设定（横断面）

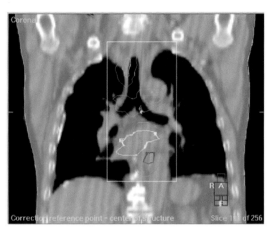

◆ 图 41　Clipbox 边界的设定（冠状面）

4. 校准参考点的选择

选择食管癌靶区的中心作为校准参考点（图 42）。

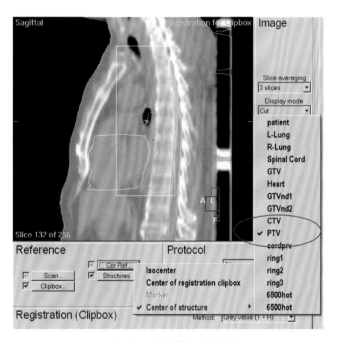

◆ 图 42　校准参考点的选择

5. 初始自动配准模式的选择

选择初始自动配准模式为灰度配准（图 43）。

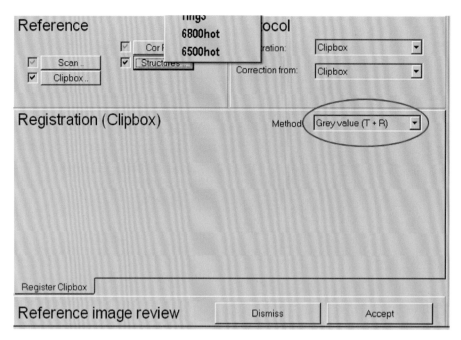

◆ **图 43**　初始自动配准模式的选择

6. 图像显示模式的设置

将图像显示模式设置为 Cut（图 44）。

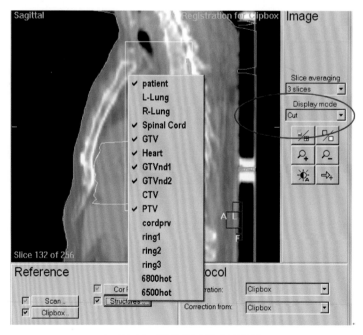

◆ **图 44**　图像显示模式的设置

7. 显示结构轮廓的设置

（1）肿瘤靶区：包括 PTV 等。

（2）其他勾画的解剖结构：包括肺、气管、心脏、身体外轮廓等（图45）。

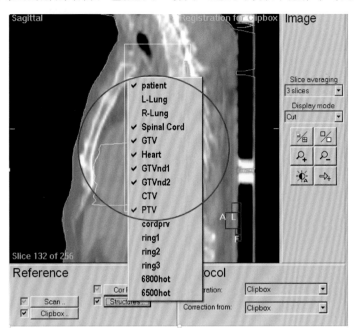

◆ 图45　显示结构轮廓的设置

（二）图像获取后的配准步骤

1. 初始自动配准

选择灰度配准模式行初始自动配准（图46）。

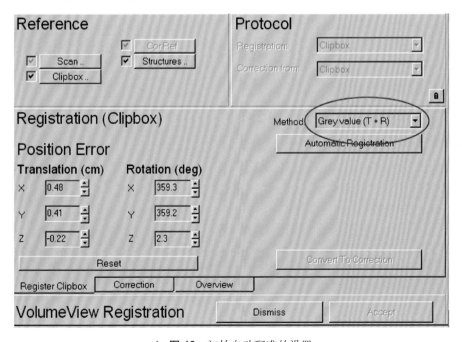

◆ 图46　初始自动配准的设置

2. 纠正旋转偏差

（1）如果旋转角度大于 2°，患者必须重新摆位并获取图像（图 47）。

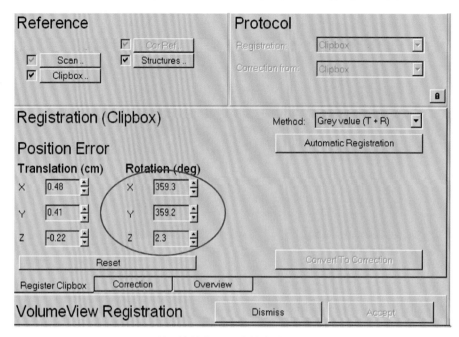

◆ 图 47 纠正旋转偏差（旋转角度大于 2°的情况）

（2）所有小于 2°的角度必须归零（图 48）。

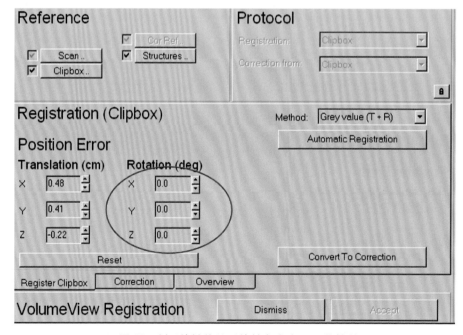

◆ 图 48 纠正旋转偏差（旋转角度小于 2°的情况）

3. 配准调整

（1）手动将旋转角度归零后，在"Display mode"中保持"Cut"；在"Automatic Registration"中选择"Manual"；分别在横断面、矢状面和冠状面图像中手动配准肿瘤靶区（图49）。

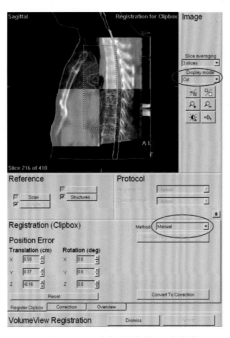

◆ **图49** 配准调整的第一步操作

（2）在"Display mode"中保持"Cut"；在"Automatic Registration"中再次选择"Grey value"（图50）。

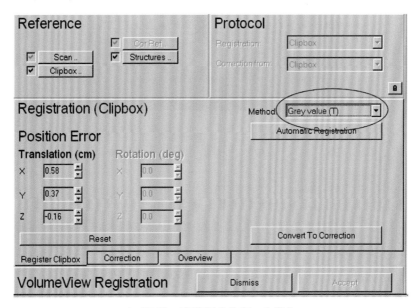

◆ **图50** 配准调整的第二步操作

（3）检查所有 3 个方向的解剖平面图像，确保肿瘤靶区被包括在靶区轮廓线之内。如需要，再次进行人工调整（图 51~图 53）。

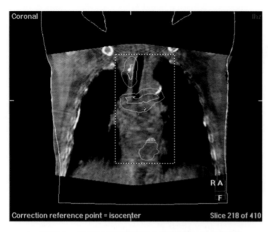

◆ **图 51** 配准调整的第三步操作（冠状面）

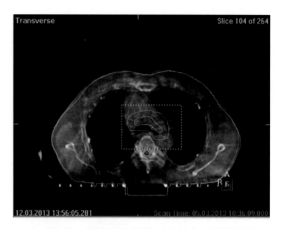

◆ **图 52** 配准调整的第三步操作（横断面）

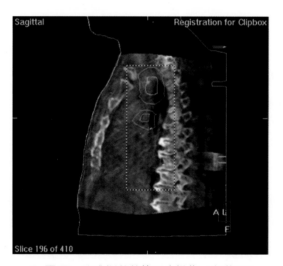

◆ **图 53** 配准调整的第三步操作（矢状面）

4. 移床步骤

（1）在调整治疗床位移前，观察位移数值。

（2）如果位移≤1.0cm：可以执行位移。

（3）如果位移>1.0cm（图 54）：①检查摆位是否准确，如果必要，再次获取图像；②如果不能减小位移的程度，征求主管医生的意见。

（4）如果可以合理地解释>1.0cm 的位移，必须做详细的记录。

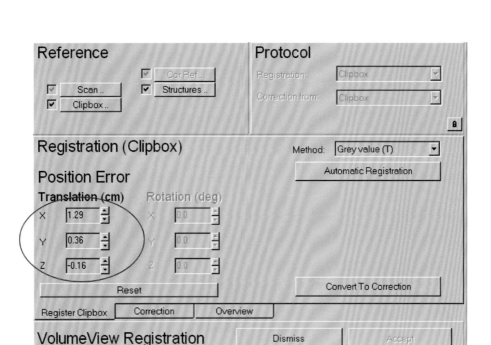

◆ **图 54**　治疗床位移大于 1.0cm 的情况

5. 调整治疗床的位置后，确认治疗信息，治疗患者并记录

（1）如果是第一次治疗，拍摄正面和右侧面的平片；

（2）治疗完成后，协助患者离开治疗床，并告知下次治疗时间和其他重要信息；

（3）确保所有治疗信息被记录。

（赵　波）